Sileshi Demelash

Nutrição para o bem-estar mental: Escolha primária para ser saudável

Sileshi Demelash

Nutrição para o bem-estar mental: Escolha primária para ser saudável

ScienciaScripts

Imprint
Any brand names and product names mentioned in this book are subject to trademark, brand or patent protection and are trademarks or registered trademarks of their respective holders. The use of brand names, product names, common names, trade names, product descriptions etc. even without a particular marking in this work is in no way to be construed to mean that such names may be regarded as unrestricted in respect of trademark and brand protection legislation and could thus be used by anyone.

Cover image: www.ingimage.com

This book is a translation from the original published under ISBN 978-620-2-01464-9.

Publisher:
Sciencia Scripts
is a trademark of
Dodo Books Indian Ocean Ltd. and OmniScriptum S.R.L publishing group

120 High Road, East Finchley, London, N2 9ED, United Kingdom
Str. Armeneasca 28/1, office 1, Chisinau MD-2012, Republic of Moldova, Europe
Printed at: see last page
ISBN: 978-620-7-69471-6

ÍNDICE

CAPÍTULO I 2
CAPÍTULO DOIS 25
CAPÍTULO TRÊS 40
Referência 51

CAPÍTULO UM

NOÇÕES BÁSICAS DE DOENÇA MENTAL E NUTRIÇÃO 1.1 Definição de alguns termos comuns

Saúde mental: um estado de bem-estar em que o indivíduo se apercebe das suas próprias capacidades, é capaz de lidar com as tensões normais da vida, pode trabalhar de forma produtiva e frutuosa e é capaz de dar um contributo para a sua comunidade

Doença mental: A doença mental é uma síndrome ou padrão comportamental ou psicológico clinicamente significativo que ocorre num indivíduo e que está associado a sofrimento ou incapacidade actuais ou a um risco significativamente aumentado de sofrer morte, dor, incapacidade ou uma perda importante de liberdade.

Alimento: é qualquer sólido ou líquido que, quando ingerido, permite ao organismo realizar qualquer uma das suas funções vitais. Os alimentos são compostos por macro e micronutrientes. Podem ser classificados em três categorias: fornecimento de energia, construção do corpo e proteção. Existem dois grupos de alimentos: os de origem animal e os de origem vegetal.

Nutrição: É a soma total do processo pelo qual os seres vivos recebem e utilizam os materiais necessários para a sobrevivência, crescimento e manutenção de tecidos desgastados.

Desnutrição: é a condição que resulta de um desequilíbrio entre a ingestão alimentar e as necessidades.

Nutrientes: as substâncias presentes nos alimentos que mantêm o organismo a funcionar.

1.2 O cérebro

1.2.1 Fisiologia do cérebro:

Um órgão altamente complexo

- Ao longo da vida, a nutrição é importante para manter um cérebro saudável
- O desenvolvimento do cérebro é mais sensível à nutrição entre a meia-gestação e os 2 anos
- O cérebro começa a desenvolver-se cerca de um mês após a conceção e continua a desenvolver-se até meados dos vinte anos
- O ambiente, as experiências e uma alimentação equilibrada ajudarão o cérebro a continuar a desenvolver-se após o nascimento
- Durante a infância, o cérebro está a desenvolver-se rapidamente, dependendo da

dieta para fornecer uma nutrição adequada

- Os cérebros dos bebés experimentam janelas de oportunidades: um período em que uma nova competência é mais facilmente aprendida
- A má nutrição pode impedir o funcionamento metabólico ideal durante estes períodos sensíveis.
- Criando problemas comportamentais e cognitivos a curto e longo prazo.
- O peso do cérebro de um recém-nascido corresponde a 10% do peso corporal.
- O cérebro de um adulto representa apenas 2%.
- Mais de 100 mil milhões de neurónios.
- Mais ligações do que estrelas no universo.
- Utiliza 25 % da energia do corpo.
- kg.
- 60% de gordura.

1.2.2 Função do cérebro

O nosso cérebro tem as seguintes funções principais:

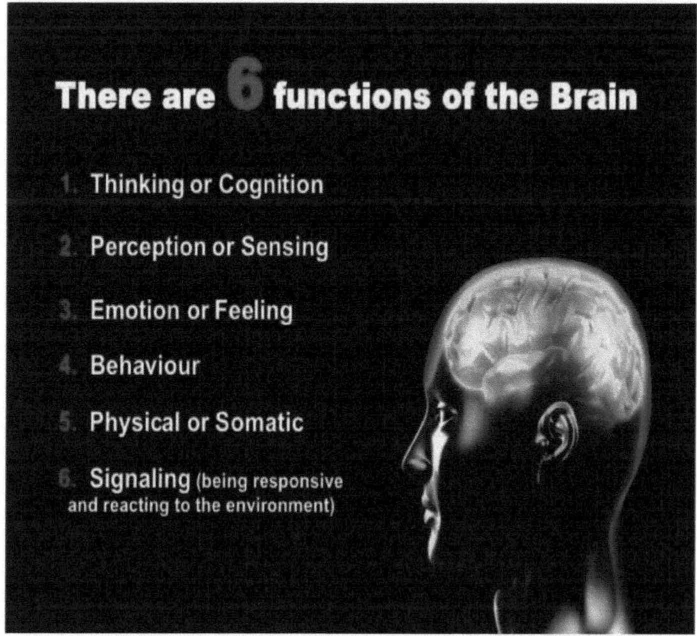

- O cérebro é o general.
- Qualquer doença envelhece o cérebro.
- As perturbações do cérebro afectam o corpo, a mente e o espírito.
- Porque não tratar o centro de comando como uma prioridade?
- Porque não aprender a alimentar o seu cérebro?

Poderá, ou não, ficar surpreendido ao saber que o cérebro é, de facto, o primeiro local que recebe os nutrientes. Faz sentido; é o órgão que dirige os outros órgãos, células e processos metabólicos. Embora as deficiências nutricionais nem sempre apresentem grandes sintomas mentais ou psicológicos, podem surgir indicações subclínicas menores. Pequenas deficiências de certos nutrientes são suficientes para alterar o humor e a química do cérebro, especialmente em indivíduos sensíveis. Pensa-se que a alimentação tem um impacto direto em muitas vias biológicas que estão na base da depressão e de outras perturbações da saúde mental.

Pensem nisso.

- *O teu cérebro está sempre "ligado".*

l Toma conta dos seus pensamentos e movimentos, da sua respiração e batimentos cardíacos, dos seus sentidos - trabalha arduamente 24 horas por dia, 7 dias por semana, mesmo quando está a dormir.

- *Isto significa que o seu cérebro necessita de um fornecimento constante de combustível.*

Esse "combustível" provém dos alimentos que ingere - e o que está contido nesse combustível faz toda a diferença.

Em suma, o que se come afecta diretamente a estrutura

e função do seu cérebro e, em última análise, o seu humor.

Um estado de espírito equilibrado e uma sensação de bem-estar podem ser protegidos assegurando uma quantidade adequada de nutrição essencial.

1.2.3 Nutrição essencial para o cérebro

ˡ São vários os componentes necessários para criar uma dieta equilibrada

ˡ As quantidades e a concentração variam consoante a idade, mas os componentes permanecem os mesmos

■> Os 6 nutrientes essenciais

o Água, Hidratos de carbono, Proteínas, o Gordura, Vitaminas e Minerais

Água:

- Sabia que?
  - o 1/2 a 3/4 do corpo humano é constituído por água!
- Funções no corpo:
  - o A água transporta nutrientes para as células e transporta os resíduos do corpo.
  - o Regula a temperatura do corpo.
  - o Dissolve as vitaminas, os minerais, os aminoácidos e outros nutrientes.
  - o Lubrifica as articulações.

Hidratos de carbono

Os hidratos de carbono são a principal fonte de energia do organismo e satisfazem as suas necessidades de fibras alimentares.

Dois tipos:

- Complexo: hidratos de carbono de qualidade
  - o São uma excelente fonte de combustível (energia) para o organismo e são alimentos com baixo teor de hidratos de carbono.
  - o Rico em vitaminas, minerais e fibras.
  - o O corpo demora mais tempo a digerir e a fornecer uma fonte constante de energia necessária ao desenvolvimento do cérebro
  - o Alimentos que contêm uma grande quantidade de hidratos de carbono complexos:
    - Cereais integrais, fruta, legumes
- Simples: Hidratos de carbono maus
  - o Os hidratos de carbono simples fornecem muitas calorias, mas poucas vitaminas e minerais.
  - o Digerir rapidamente e causar altos e baixos de açúcar
  - o Alimentos que contêm uma grande quantidade de hidratos de carbono simples:
    - Açúcar de mesa refinado, produtos de cereais refinados, xarope de milho

Proteína

- As proteínas são constituídas por compostos químicos chamados aminoácidos. Existem 20 aminoácidos.

[i] O componente básico é o aminoácido

Dois tipos de proteínas:

- Proteínas completas:

- Contêm os 9 aminoácidos essenciais.
- Encontram-se em fontes animais.

- Proteínas incompletas:

- Falta de um ou mais aminoácidos essenciais.
- Encontram-se em fontes vegetais.

[i] Fontes alimentares:

o Carne, peixe, ovos, aves de capoeira, produtos lácteos,

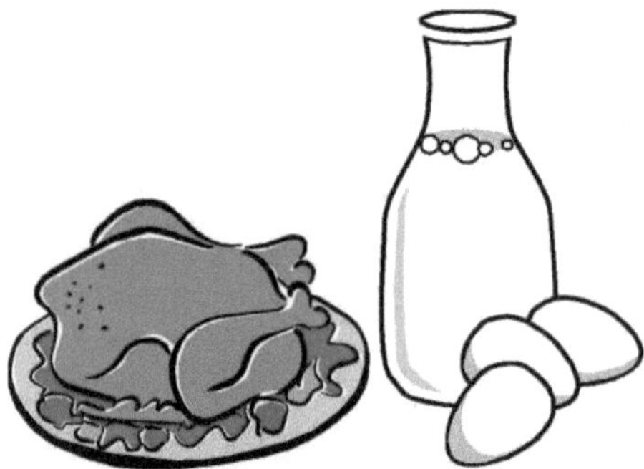

legumes, frutos secos e sementes. (Os pães, os cereais e os legumes também contêm pequenas quantidades de proteínas).

[i] Função no corpo:

o Os fornecedores de energia recomendam que 10-35% das suas calorias provenham de proteínas.

o Ajudam a construir, manter e reparar os tecidos do corpo.

o Alguns aminoácidos têm o papel de neurotransmissor (blocos de construção do neurotransmissor).

o Necessário para mielinizar

A melhor maneira de fornecer ao corpo proteínas completas é comer uma grande variedade de alimentos ao longo do dia.

Ácidos gordos essenciais

O cérebro é constituído por cerca de 60 por cento de gordura - principalmente sob a forma de ácidos gordos altamente insaturados - a forma mais flexível de gordura. Além disso, 20 por cento do peso seco do cérebro - aproximadamente um terço da quantidade de gordura total - é constituído por ácidos gordos "essenciais". Tal como os aminoácidos essenciais, os ácidos gordos essenciais devem ser obtidos a partir dos alimentos que ingerimos. Para construir as células cerebrais, são necessários ácidos gordos. O nosso corpo precisa de duas formas de gordura (EFA) na sua dieta porque não as podemos produzir.

Todos os ácidos gordos essenciais do cérebro pertencem a duas categorias - ómega 3 e ómega 6. Estes nomes designam famílias de ácidos gordos essenciais - ambos polinsaturados. Os ácidos gordos ómega 3 incluem o ácido alfalinolénico; os ácidos gordos ómega 6 incluem o ácido linoleico. É do conhecimento geral que o equilíbrio entre os ómega 3 e os ómega 6 consumidos na alimentação é importante para a saúde do cérebro.

't **Primeiro: Ácido alfa-linolénico (ALA) (ómega 3)**

> Base do ácido gordo ómega 3

> Alimentos que contêm ALA:

o Vegetais verdes, sementes de linho, nozes

't **Segundo: Ácido linoleico (LA) (ómega 6)**

> Base dos ácidos gordos ómega 6

> Alimentos que contêm AL:

o Óleos de seasame, milho, cártamo

Zink

ˈ O zinco desempenha um papel importante no desenvolvimento do cérebro e do comportamento do bebé

ˈ Papel importante na criação de neurotransmissores

ˈ Muitos doentes deprimidos melhoram significativamente quando tomam suplementos de zinco

ˈ A falta de zinco pode provocar vários problemas de desenvolvimento : défice de atividade, de atenção, emocional e motor,

concentração e memóriaˈ Alimentos que contêm Zinco:

o Cereais integrais, lentilhas, ovos, sementes

Ferro

l Nutriente mais essencial para o desenvolvimento cognitivo do bebé

' Funciona como um cofator que ajuda as enzimas no processo de metabolismo do corpo

-" A deficiência de ferro

o Perturba o desenvolvimento mental e psicomotor do bebé

' Alimentos que contêm quantidades elevadas de ferro:

o Espinafres, feijão, carne de vaca

l A vitamina C é necessária para a absorção do ferro

Complexo de vitaminas B

Vitaminas:

' São necessários para promover o crescimento e outras actividades do corpo.

' São substâncias químicas presentes nos alimentos que desempenham uma função específica no organismo

' Função no corpo:

o Ajuda o corpo a utilizar a energia dos alimentos que ingerimos.

o Ajuda o cérebro, os nervos e os músculos a funcionar.

Existem vários tipos de vitamina B necessários para o desenvolvimento do cérebro

o vitamina B1, vitamina B6 e também ácido fólico (vitamina B9)

' Contribui para a produção de neurotransmissores

' A carência de vitamina B provoca problemas de desenvolvimento no cérebro e no sistema nervoso

l Alimentos que contêm vitamina B :

Carne, feijão, cereais integrais

Bloqueador cerebral: Gordura trans

As técnicas modernas de transformação dos alimentos alteraram os ácidos gordos

T A gordura trans é incorporada nas membranas das células cerebrais e substitui o DHA natural

o Isto afecta a atividade eléctrica nos neurónios

T Este tipo de gordura perturba a comunicação no cérebro e prepara-o para a degeneração

Altera a arquitetura do cérebro, tornando-o mais vulnerável ao stress

Fo Alimentos que contêm gorduras trans:

- Tudo o que contenha óleo parcialmente hidrogenado

1.3 Nutrição e hábitos alimentares

Os nossos hábitos alimentares são moldados pela sociedade, cultura, disponibilidade, família, stress, trabalho, hábitos e publicidade.

Isto significa que podem ser difíceis de mudar devido a barreiras ou podem ser fáceis de mudar com o apoio dos entes queridos.

1.4 Alimentação normal

Comer normalmente é ir para a mesa com fome e comer até ficar satisfeito. É ser capaz de escolher os alimentos de que gosta, comê-los e saciá-los verdadeiramente - e não apenas parar de comer porque acha que deve.

Comer normalmente é ser capaz de pensar um pouco na seleção dos alimentos, de modo a obter alimentos nutritivos, mas não ser tão cauteloso e restritivo que se deixe de comer alimentos agradáveis.

Comer normalmente é permitir-se comer por vezes porque está feliz, triste ou aborrecido, ou simplesmente porque sabe bem.

J A alimentação normal consiste, na maior parte das vezes, em três refeições por dia, ou quatro ou cinco, ou pode optar por comer ao longo do caminho.

J É deixar algumas bolachas no prato porque sabe que pode voltar a comê-las amanhã, ou é comer mais agora porque sabem tão bem.

J Comer normalmente é comer em excesso por vezes, sentir-se cheio e desconfortável. E também pode ser comer de menos, por vezes, e desejar mais.

J A alimentação normal confia no seu corpo para compensar os seus erros alimentares.

J A alimentação normal ocupa algum do seu tempo e atenção, mas mantém o seu lugar como apenas uma área importante da sua vida.

J Em suma, a alimentação normal é flexível. Varia em função da fome, do horário, da proximidade dos alimentos e dos sentimentos.

1.5 Saúde holística

't Saúde holística significa ter um bem-estar total na mente, no corpo e no espírito

'A cura holística restabelece o equilíbrio entre os sistemas físico, mental, emocional e espiritual.

't Menos ênfase na saúde física, mais ênfase na saúde equilibrada

't Eliminar o estigma é melhorar o tratamento.

'Os alimentos que comemos, com quem comemos e a forma como esses alimentos nutrem o nosso corpo fazem parte desse equilíbrio holístico da saúde.

't Infelizmente, muitos dos alimentos que consumimos atualmente são excessivamente processados, contêm químicos e conservantes e carecem de nutrientes.

Como pode comer de forma mais saudável

- Tomar refeições regulares

S O pequeno-almoço é a refeição mais importante do dia

S Mantém o corpo cheio de combustível para passar o dia

- Comer uma variedade de alimentos

S Frutas e produtos hortícolas

Tentar comer mais maçãs e uvas e menos bolachas e batatas fritas

- Reduzir o consumo de gorduras e açúcares

Beber água ou sumo em vez de refrigerantes

1.5 Alimentação e humor

A ingestão de alimentos afecta o humor, o comportamento e a função cerebral de uma pessoa - quase imediatamente afectados

BAINSTOTM : Como é que se sente depois de comer uma refeição ou um lanche que consiste em alimentos altamente processados? Depois de saltar uma refeição?

Sentir-se irritável, rabugento, zangado, cansado ou triste é um sintoma imediato do efeito no cérebro. As células cerebrais são as maiores células do corpo, têm grandes necessidades de energia e nutrientes e são susceptíveis a danos. São frágeis e sensíveis a toxinas como o alumínio, o chumbo, os pesticidas, o aspartame, os conservantes alimentares e os aditivos alimentares. Ao longo do tempo, uma má nutrição pode alterar a química do cérebro e a função nervosa, afectando o humor, os padrões de sono e o pensamento.

Explore a relação entre o que come e como se sente. Melhorar a sua dieta pode proporcionar-lhe:

S Sentimentos positivos

S Pensamento mais claro

S Mais energia e humor mais calmo.

BAINSTOTM: Com que regularidade come?

Se o açúcar no sangue baixar, pode sentir-se cansado, irritável e deprimido. Precisa de comer regularmente para manter o seu nível de açúcar estável e escolher alimentos que libertem energia lentamente. Os alimentos energéticos de libertação lenta incluem: alimentos proteicos, frutos secos e sementes.

Tomar o pequeno-almoço é um bom começo para o dia.

s Em vez de comer um grande almoço e jantar, tente comer pequenas porções espaçadas mais regularmente ao longo do dia.

s Evite alimentos que fazem o açúcar no sangue subir e descer rapidamente, tais como snacks açucarados, bebidas açucaradas e álcool.

Tempestade cerebral: Fazes os teus 5 por dia?

Os legumes e a fruta contêm muitos dos minerais, vitaminas e fibras de que necessitamos para nos mantermos física e mentalmente saudáveis.

Comer uma variedade de frutas e legumes de cores diferentes todos os dias significa que obterá uma boa gama de nutrientes - várias porções do mesmo tipo de alimento não serão tão boas para si.

S Os tomates, os cogumelos e as bananas contêm elevados níveis de potássio, que é essencial para todo o sistema nervoso, incluindo o cérebro.

o Tente comer alguns legumes crus, pois a cozedura pode destruir algumas vitaminas.

/7 **Brain storm: Mantém-se hidratado?**

Se não beberes água suficiente,

s Pode ter dificuldade em concentrar-se ou pensar com clareza.

s Pode também começar a sentir-se obstipado (o que não deixa ninguém de bom humor).

s As boas bebidas incluem: água, chá de ervas ou chá verde, ou sumo de fruta diluído.

s Precisa de pelo menos dois litros de água por dia para se manter hidratado - alguma água está na sua comida, mas precisa de beber o resto.

O chá e o café normais não contam, porque a cafeína neles contida faz com que precise de ir à casa de banho. O álcool e as bebidas açucaradas, como sumo de fruta ou cola, também não contam.

1.6 Impacto da alimentação na doença mental

As escolhas alimentares influenciam o nosso estado de espírito e, por sua vez, o nosso estado de espírito influencia as nossas escolhas alimentares e o nosso comportamento. Algumas pessoas não têm consciência de que estão a escolher alimentos que agravam a sua doença mental. Outras têm hábitos alimentares que as levam a ter desejos e a ganhar peso e/ou a ter carências de nutrientes. A relação entre a alimentação e a doença mental é circular. A má qualidade da ingestão de alimentos pode resultar em deficiências ou excessos alimentares. Estas deficiências ou excessos podem causar ou aumentar as doenças mentais como a depressão, as alterações de humor, o stress e a falta de concentração.

Quando deprimidos, stressados ou cansados, muitos consumidores de cuidados de saúde mental não se esforçam ou não têm meios para comer bem. Esta má alimentação agrava o seu estado de saúde mental. Assim, sentem-se mal e continuam a promover a sua doença sem saberem que o estão a fazer. Certos alimentos ingeridos com doenças mentais podem aumentar ou reduzir o bem-estar dos indivíduos. O cérebro e o sistema nervoso são partes integrantes do nosso corpo físico e precisam de ser nutridos, tal como os outros órgãos. Com um corpo e um cérebro saudáveis, podemos produzir as endorfinas e outros compostos bioquímicos necessários para nos sentirmos optimistas, felizes, equilibrados e concentrados. Estes químicos de "bem-estar" não só nos equipam para nos tornarmos indivíduos altamente funcionais, capazes de lidar com o stress da vida quotidiana, como também ajudam aqueles que sofreram feridas e traumas psicológicos.

1.7 A relação entre a alimentação e a química cerebral

O cérebro e o resto do sistema nervoso são parcialmente constituídos por milhares de milhões de células nervosas, chamadas neurónios. A comunicação entre estes neurónios permite que o cérebro "funcione" - a comunicação assume a forma de sinais eléctricos ou químicos entre as células cerebrais, utilizando um processo complexo e único para facilitar a passagem de informação através do sistema nervoso. As substâncias químicas que transportam os sinais são chamadas neurotransmissores.

Os neurotransmissores são mensageiros químicos essenciais utilizados pelos neurónios no cérebro para enviar e receber sinais electroquímicos dentro do cérebro e facilitar a comunicação com todos os outros sistemas de órgãos do corpo. Estes poderosos neuroquímicos são responsáveis pela regulação de praticamente todas as funções da vida, como o desempenho cognitivo, físico e mental, o ciclo do sono, o peso, a perceção e resposta à dor e os nossos estados emocionais. São essenciais para a vida humana. Exemplos são: Serotonina, dopamina, glicina e GABA, nem epinefrina, epinefrina.

Essencialmente, são o sistema de comunicação da mente, do corpo e do sistema nervoso. Para ter uma boa ideia do que isto significa, pode pensar no seu serviço telefónico. Uma rede complexa de interconexões que permite a comunicação. Os neurotransmissores regem literalmente todos os sistemas do corpo, direta ou indiretamente. Até a sua saúde espiritual é grandemente afetada pelos seus neurotransmissores, uma vez que pode ser muito difícil alcançar a paz interior e encontrar um sentido e um objetivo na vida quando neurotransmissores como a dopamina, a serotonina, as endorfinas e o GABA não são suficientes ou estão perturbados ou quando a epinefrina está em excesso.

As deficiências, desequilíbrios, perturbações ou mau funcionamento dos neurotransmissores são extremamente comuns na nossa sociedade e estão na origem de muitos dos problemas de saúde mais comuns, porque quando os neurotransmissores não estão a funcionar corretamente, a mente e o corpo não comunicam eficazmente. Quando a comunicação não funciona corretamente, os sistemas orgânicos não funcionam como deveriam. Isto resulta numa variedade de sintomas indesejáveis, tanto a nível físico como psicológico.

1.8 Neurotransmissores

Os neurotransmissores são mensageiros químicos que transmitem sinais de um neurónio para uma célula-alvo através de uma **sinapse.** A célula-alvo pode ser um neurónio ou outro tipo de célula, como um músculo ou uma glândula. São necessários para uma comunicação rápida na sinapse com o processo de transmissão neural.

A transmissão neuronal é um processo bioquímico, efectuado por uma variedade de *substâncias neurotransmissoras e neuromoduladoras.*

I *Estas substâncias difundem-se através das* fendas sinápticas que separam os neurónios individuais

I Permite que um neurónio individual seja capaz de comunicar com o seguinte

I Permitir a comunicação entre diversas regiões do sistema nervoso necessárias para a integração de diferentes unidades funcionais exigidas em comportamentos complexos.

Os neurotransmissores (sintetizados a partir de aminoácidos e micronutrientes) e os neuromoduladores constituem uma parte integrante da neurologia comportamental e da neuropsicologia.

Os principais neurotransmissores do sistema nervoso central:

- Acetilcolina
- Glutamato
- Ácido gama-aminobutírico (GABA)

- Epinefrina/Norepinefrina
- Dopamina
- Serotonina

A propagação de um Impulso Nervoso ("potencial de ação") ao longo de um neurónio é o resultado de uma despolarização progressiva e sequencial ao longo do axónio.

't A despolarização é caracterizada por um influxo de iões de sódio (NA+) e o subsequente efluxo de iões de potássio (K+) através da membrana celular através da abertura de canais iónicos dependentes da voltagem.

't Os canais iónicos dependentes de ligandos são direta ou indiretamente activados pela ação de transmissores neuroquímicos na sinapse química.

Produção e armazenamento de neurotransmissores

Os neurotransmissores são sintetizados por enzimas nos terminais pré-sinápticos e armazenados em vesículas pré-sinápticas

- Outros neurotransmissores, como a acetilcolina, são sintetizados noutro local da célula e subsequentemente transportados para a sua vesícula

Um determinado terminal pré-sináptico pode sintetizar, armazenar e libertar vários neurotransmissores

Eventos no terminal pré-sináptico:

θ Quando o potencial de ação do neurónio atinge o terminal pré-sináptico (Na+, K+, Zn++, Cl) desempenha um papel importante.

θ Um influxo de iões de cálcio (Ca2+) para o terminal, despolarizando-o

θ As vesículas são transportadas para a membrana pré-sináptica

θ Descarregam o seu conteúdo (ou seja, transmissores neuroquímicos) na fenda sináptica

Receptores de neurotransmissores:

Os receptores são cadeias de proteínas especialmente concebidas

Cada neurotransmissor tem o seu próprio conjunto único de receptores nos quais se encaixa

ι Cada neurotransmissor tem geralmente vários subtipos de receptores

o tal como uma chave mestra pode abrir várias fechaduras diferentes

ι Podem ser encontrados vários subtipos de receptores numa única sinapse

ˡ Podem predominar diferentes subtipos de receptores em diferentes locais anatómicos

Os receptores são fabricados no retículo endoplasmático e no aparelho de Golgi do neurónio.

θ Os neurotransmissores actuam ligando-se a um recetor específico depois de serem libertados

θ O recetor inicia uma resposta secundária

θ Conduz a qualquer um de vários eventos celulares

θ Conduz a alguma mudança de comportamento

't Os receptores nicotínicos colinérgicos estão normalmente associados aos neurónios pré-ganglionares de:

- o sistema nervoso simpático
- o sistema nervoso parassimpático e
- inervações musculares somáticas

't Os receptores muscarínicos, que também respondem à acetilcolina, encontram-se nos órgãos terminais inervados por fibras parassimpáticas pós-ganglionares

Os neurotransmissores são embalados em **vesículas sinápticas** - lado **pré-sináptico** de uma sinapse.

Geralmente, os neurotransmissores são as substâncias químicas cerebrais que comunicam informações através do nosso cérebro e do nosso corpo. O cérebro utiliza neurotransmissores para dizer ao coração para bater, aos pulmões para respirar e ao estômago para digerir.

Podem também afetar o humor, o sono, a concentração, o peso e podem causar sintomas adversos quando estão desequilibrados. Muitas são produzidas a partir de **aminoácidos** essenciais provenientes de nutrientes (principalmente proteínas) da nossa alimentação.

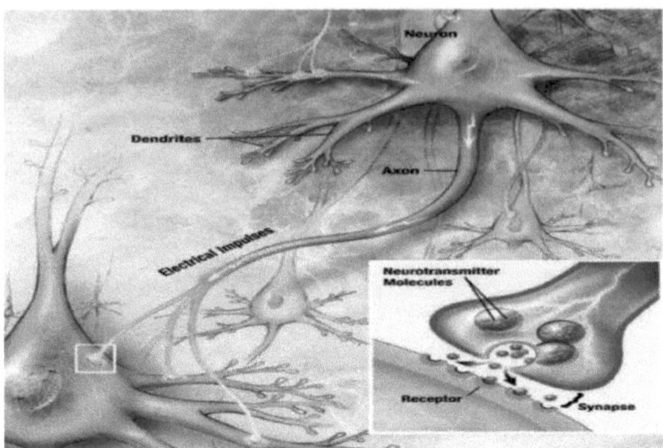

Existem muitos neurotransmissores diferentes; os mais comuns incluem a serotonina, a dopamina, o GABA, as endorfinas, a acetilcolina, a noradrenalina, a epinefrina, o glutamato e a histamina. Todos eles pertencem a um de dois tipos diferentes, chamados inibitórios ou excitatórios.

Os neurotransmissores inibitórios acalmam o cérebro, enquanto os excitatórios estimulam o cérebro. A serotonina, o GABA e as endorfinas pertencem à categoria dos inibitórios; nem a epinefrina, a epinefrina, a histamina e o glutamato são excitatórios; e a dopamina e a acetilcolina podem ser inibitórias ou excitatórias.

Uma quantidade excessiva ou insuficiente de qualquer um deles pode levar a problemas; a chave é manter o equilíbrio. Por exemplo, uma quantidade insuficiente de serotonina resulta em depressão; uma quantidade insuficiente de dopamina leva à PHDA, mas uma quantidade excessiva está associada à psicose; uma quantidade excessiva de epinefrina ou acetilcolina resulta em ansiedade, mas uma quantidade insuficiente de qualquer uma delas pode prejudicar a função cognitiva; uma quantidade insuficiente de **GABA** pode causar ansiedade, perturbações de pânico e sintomas autistas, mas uma quantidade excessiva resultaria em sedação; níveis baixos de endorfinas e a dor física e emocional tornam-se insuportáveis. Níveis insuficientes de qualquer neurotransmissor podem levar à dependência, mas a dopamina é a principal força motriz da dependência.

1.8.1 Dopamina e nutrição para o bem-estar mental

O bloco de construção é a **fenilalanina** (ou tirosina). A fenilalanina é um aminoácido essencial que ocorre como constituinte de muitas proteínas e é normalmente convertida em tirosina no corpo humano. Associada a mecanismos de recompensa no cérebro. Geralmente envolvida na regulação da atividade motora, no humor, na motivação e na atenção. **Os esquizofrénicos** têm excesso de dopamina. Os doentes com **doença de Parkinson** têm pouca dopamina.

Fontes naturais de fenilalanina:

't Alimentos de origem vegetal:

S Soja: 100mg = 236% IDR.

S Amêndoas: 100mg = 36%RDI.

S Arroz: 100mg = 30% IDR.

'**t** Alimentos para animais:

S Carne de bovino: 167%RDI.

S Peixe: Atum 128%; Salmão 101RDI%.

S Peito de frango: 148RDI%, Ovos: 57RDI%.

S Lacticínios: Leite IDR48%; iogurte natural IDR45%; queijo (queijo Edam IDR46%).

Concentração do cérebro:

S Aumentou com uma dieta rica em proteínas

S Diminuir com uma dieta rica em hidratos de carbono.

O efeito de baixa dopamina:

S Diminuição da libido

S Aumento de peso

S Fadiga

S Hipertensão

S Desejo de cafeína, açúcar e hidratos de carbono

1.8.2 Efeito e origem da serotonina

Regula a atenção e outras funções cognitivas complexas, como o sono (sonho), a alimentação, o humor e a regulação da dor. Elemento constitutivo É o **triptofano. O triptofano** é um **aminoácido essencial**, o que significa que tem de ser encontrado na alimentação. O triptofano é um precursor do neurotransmissor serotonina.

Fontes naturais de triptofano:

Nutrientes vegetais:

J Sementes de abóbora: 100mg = 206% IDR.

J Soja: 100mg = 205% IDR.

J Feijão branco : 41% IDR

Farelo de aveia J: 120% RDI.

Alimentos para animais:

Lacticínios J: Mozzarella com teor reduzido de gordura: 204% IDR.

J Frango: Peito de frango: 148% RDI.

J Carne de bovino: 121% IDR.

J Peixe: Atum: 120%; RDI Salmão: 98% RDI;

J Camarão: 79%. IDR

J Ovos: 60% IDR.

Concentração do cérebro:

O nível de serotonina pode ser:

J Aumentou com uma dieta rica em hidratos de carbono

J Aumentado com Omega 3 FA

J Diminuição com dieta rica em proteínas

Os efeitos baixos da serotonina:

J Depressão.

J Ansiedade em situações tipicamente de baixo stress.

J Impaciência sem explicação.

J Fadiga quando se deveria sentir descansado e com energia.

J Deficiência cognitiva (incapacidade de concentração, memória fraca, falta de clareza mental).

J Pensamentos negativos sem causa aparente.

J Agitação.

J Desejos fortes de açúcar.

1.8.3 Fonte de GABA e seu efeito

O bloco de construção é a glutamina.

A glutamina é um aminoácido que é um dos principais precursores do neurotransmissor GABA e é especialmente importante quando o corpo está sujeito a situações de stress. A glutamina é um aminoácido que é produzido naturalmente pelo organismo. Está envolvida na maioria dos aspectos da função cerebral normal, incluindo a cognição, a memória e a aprendizagem. No entanto, é importante introduzir glutamina na dieta diária para aumentar a síntese de proteínas e o bom funcionamento do sistema imunitário e nervoso.

As melhores fontes alimentares de **glutamina** são:

Nutrientes vegetais:

J Repolho.

J Feijões e leguminosas.

J Beterraba, espinafres e salsa.

Alimentos para animais:

J Carnes e aves de capoeira.

J Produtos do mar.

J Carnes de órgãos (em especial fígado), ovos, lacticínios.

O GABA baixo conduz:

ˡ Desejo de hidratos de carbono.

ˡ Tensão muscular (especialmente no pescoço e nas costas).

Suores noturnos e taquicardia.

Imaturidade emocional, fobias, ansiedade (pânico também) e pensamentos obsessivos.

ˡ Memória verbal fraca.

ⁱ Problemas de atenção - Impulsividade e desorganização

1.9 Um desequilíbrio nos neurotransmissores

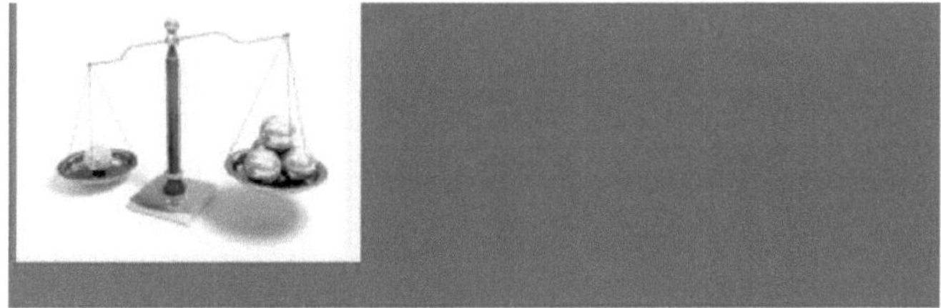

Muitos problemas de saúde ocorrem devido à perturbação do equilíbrio dos neurotransmissores. Estamos mais conscientes de como a depressão é ajudada pela alteração da serotonina e a doença de Parkinson é ajudada pela administração de L-dopa, que aumenta a dopamina na porção nigra substancial do cérebro. A abordagem médica padrão consiste em administrar inibidores da recaptação da serotonina, como a fluoxetina e a sertralina, para a depressão, mas estes causam mais problemas e tornam-se frequentemente ineficazes ao longo do tempo, porque não fazem nada para repor as reservas básicas de neurotransmissores. Mais uma vez, a eficácia diminui e os efeitos secundários aumentam com o tempo, porque não é feita a reposição total dos neurotransmissores essenciais. Não se trata de estados de carência de neurotransmissores, mas sim de problemas de lesão dos feixes nervosos que necessitam de níveis mais elevados de neurotransmissores equilibrados para que os mecanismos de transporte celular funcionem de forma ideal.

O equilíbrio correto dos neurotransmissores também depende de um suporte nutricional adequado de aminoácidos contendo enxofre, que são a espinha dorsal das nossas principais vias de desintoxicação. A maioria dos neurotransmissores é produzida no cérebro, derivada de uma variedade de diferentes compostos químicos conhecidos como "precursores" do neurotransmissor. Os neurotransmissores são produzidos a partir de precursores químicos - normalmente a partir de um aminoácido (proteína) e de outros micronutrientes. O neurotransmissor, que desempenha um papel vital para a saúde mental, é produzido a partir de alimentos. Se o precursor não estiver disponível, o cérebro não será capaz de criar o neurotransmissor. A consequência pode ser que os neurónios não consigam comunicar corretamente. Isto pode levar a que o cérebro não funcione corretamente, o que conduz a perturbações mentais.

1.9.1. Causa da perturbação das substâncias químicas cerebrais

O que causa a deficiência, o desequilíbrio ou a perturbação dos neurotransmissores

Existem oito causas principais de deficiência, desequilíbrio e perturbação dos neurotransmissores:

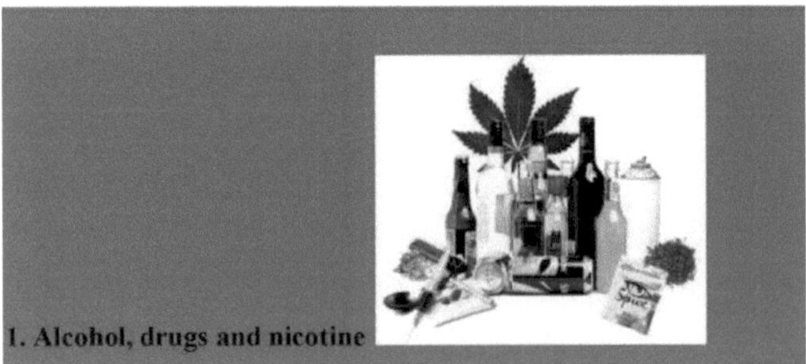

Isto inclui drogas que alteram o meio, tanto recreativas como prescritas. Incluindo álcool, cigarros, marijuana, cocaína, heroína, benzodiazepinas, anfetaminas, antidepressivos, etc.) Muitas pessoas com desequilíbrios ou deficiências de neurotransmissores recorrem frequentemente ao álcool e às

drogas para contrariar ou aliviar os sintomas que estão a ter devido a um desequilíbrio ou deficiência já existente e, embora inicialmente proporcionem algum alívio, acabam por danificar e esgotar ainda mais os neurotransmissores. Qualquer pessoa com problemas de neurotransmissores corre um risco extremamente elevado de dependência. Por outro lado, o consumo de drogas e de álcool provoca a depleção de neurotransmissores, uma vez que os estimula excessivamente ao ponto de o cérebro deixar de os produzir.

Álcool:

't **Liga-se diretamente aos receptores** da ACh, da serotonina, do GABA e do glutamato.

't **Reforça os efeitos do GABA.**

Este é um neurotransmissor inibitório.

- O aumento de um inibidor torna as coisas mais lentas.
- Diminuição da atividade dos neurónios - **efeitos sedativos** do álcool.

1 O álcool **inibe a função dos receptores de glutamato.**

- Isto provoca descoordenação e fala arrastada,

cambaleantes, perturbações da memória e desmaios.

't O álcool **aumenta os níveis de dopamina.**

Isto leva à excitação, ao prazer e, mais tarde, à dependência.

2. Dieta

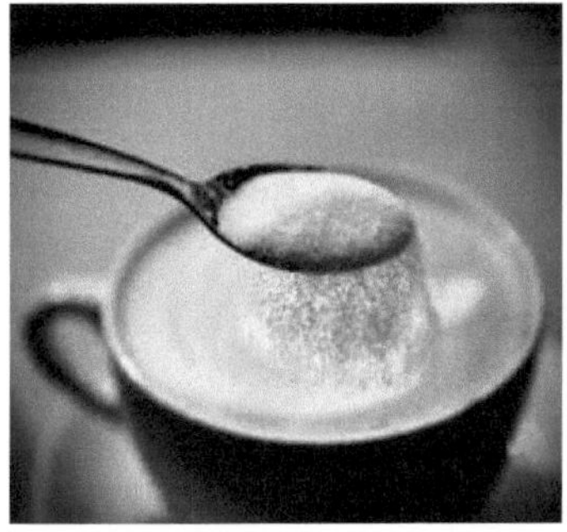

O açúcar e a cafeína são os dois alimentos mais prejudiciais para os neurotransmissores, porque têm um efeito semelhante ao das drogas duras no cérebro, como a farinha branca e outras comidas de plástico refinadas. Uma dieta pobre em proteínas ou rica em hidratos de carbono complexos é também um dos principais contribuintes. Os vegetarianos são particularmente vulneráveis a deficiências de neurotransmissores devido à falta de proteínas da carne que fornecem todos os aminoácidos essenciais de que necessitamos.

3. Toxinas ambientais

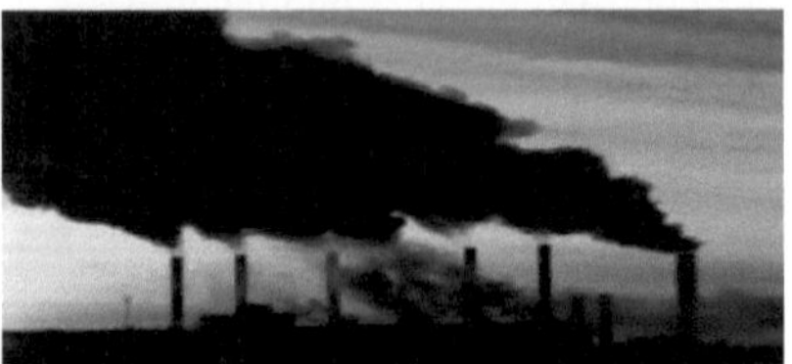

As substâncias químicas comuns encontradas no dia a dia da maioria das pessoas, como perfumes, produtos de limpeza, ambientadores, construção de habitações, produtos de higiene pessoal, alcatifas, pesticidas, verniz para as unhas, sabão para a roupa, amaciador de roupa, vestuário, etc., têm um impacto sério nos neurotransmissores, porque podem pousar nos receptores e/ou inibir a produção.

4. Stress crónico

Altos níveis de stress contínuo também causam mau funcionamento e esgotamento dos neurotransmissores. Isto pode ser o resultado de um estilo de vida de elevado stress que não diminui ou de circunstâncias stressantes que tem de suportar, como um trabalho exigente, pobreza, relações disfuncionais,

abuso, violência, doença crónica, etc.

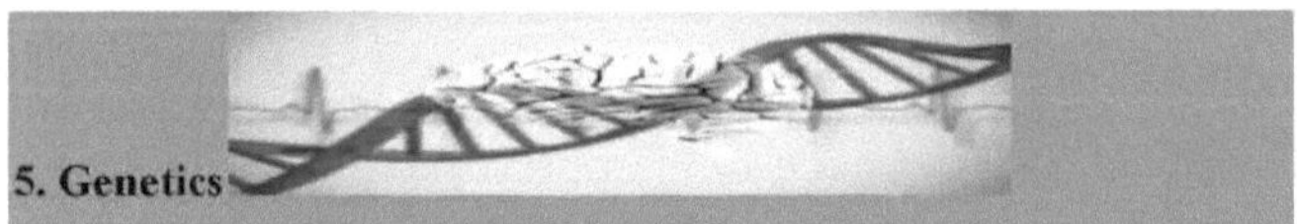

5. Genetics

Algumas pessoas nascem sem determinadas enzimas que são necessárias para sintetizar os neurotransmissores, o que resulta em deficiências ou perturbações dos neurotransmissores.

6. Deficiências nutricionais

Níveis adequados de vitaminas, minerais, aminoácidos e ácidos gordos são cruciais para a produção e regulação dos neurotransmissores. Cerca de 80% da população tem carências nutricionais. As carências de aminoácidos são o principal nutriente necessário para a produção de neurotransmissores, bem como de gorduras saudáveis. As deficiências de aminoácidos são extremamente comuns porque são derivados de proteínas e a maioria da população não está a comer proteínas suficientes.

7. **Crescimento excessivo de Candida**

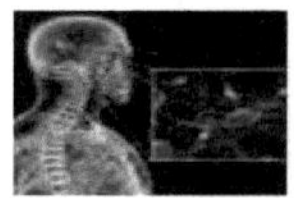

O crescimento excessivo da levedura Candida é extremamente comum na nossa sociedade e também altera e perturba o funcionamento dos neurotransmissores. Outros organismos hostis, como bactérias e parasitas, também podem interferir na função dos neurotransmissores.

8. **Alergias e sensibilidades alimentares**

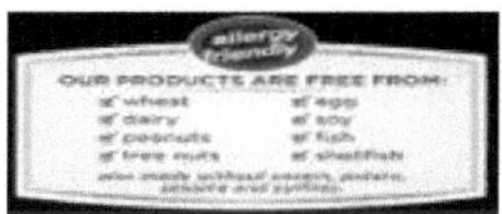

As alergias e sensibilidades alimentares não diagnosticadas podem inibir ou estimular a atividade dos neurotransmissores. É também importante notar que os sintomas de desequilíbrios ou deficiências dos neurotransmissores se sobrepõem a muitas outras doenças, como a fadiga adrenal, problemas de tiroide e desequilíbrios hormonais, pelo que se recomenda sempre a realização de testes ou rastreios aos neurotransmissores para excluir outras possibilidades.

1.9.2 Restabelecer o equilíbrio dos neurotransmissores

A forma mais cientificamente sólida de restaurar o equilíbrio dos neurotransmissores e de melhorar as condições causadas por níveis distorcidos de neurotransmissores no cérebro é através de uma suplementação nutricional específica e direccionada, orientada pela Otimização dos Transportadores de Monoamina. Fornecer a proporção correcta de nutrientes que estabelecem os neurotransmissores cerebrais ideais, administrados em alturas específicas do dia, é a chave para restaurar a saúde destes problemas.

As bases de dados sobre a eficácia clínica mostram uma resposta de 100% na depressão, uma taxa de sucesso de 90% nas enxaquecas e uma melhoria de 99,5% na fibromialgia. Se uma pessoa tiver uma doença típica de desequilíbrio de neurotransmissores e não estiver a repor adequadamente as reservas cerebrais destes neurotransmissores com os nutrientes essenciais, acabará por sofrer. Uma dieta adequada, cuidados quiropráticos e uma melhor gestão do stress também podem ser extremamente úteis, dependendo do caso individual

Formas de melhorar as substâncias químicas do cérebro

Passos para melhorar a produção e o funcionamento dos neurotransmissores

Seguir os seis não:

Não fumar,

Acabou-se o açúcar,

Acabou-se a cafeína ,

Não há mais chocolate

Não beber ou consumir drogas (incluindo marijuana)

Acabou-se a farinha branca e outras comidas de plástico

Fazer o seguinte cuidadosamente (torná-lo ou tomá-lo como um hábito):

'⅛ Manter o açúcar no sangue estável

⅛⅛ Comer muita proteína animal e quantidades moderadas de gordura

'⅛⅛ Identificar alergias e sensibilidades alimentares e ajustar a dieta em conformidade

'⅛ Fazer exercício regular e ligeiro, pelo menos 30 minutos por dia - mas não demasiado extenuante ou excessivo. O exercício excessivo pode mesmo esgotar os neurotransmissores, pelo que o exercício deve ser suave.

'⅛ Praticar a atenção plena, exercícios de respiração profunda, meditação, Reduzir as toxinas ambientais no seu espaço de vida e ambiente de trabalho

'⅛⅛ Abordar o crescimento excessivo de Candida e outros organismos hostis

'⅛ Obter luz solar adequada

'⅛ Reduzir o stress e adotar técnicas diárias de gestão do stress

⅛⅛ Dormir o suficiente

'⅛⅛ Identificar deficiências nutricionais e abordar com suplementação em conformidade

Ser forte na fé

Comunhão com a natureza e outras actividades espiritualmente gratificantes:

S Oração,

S Ser positivo para os outros

S Passeios diários, humor, arte, música,

Fazer amor, cuidar das relações,

S Escrita e serviço público.

CAPÍTULO DOIS

ASSOCIAÇÃO ENTRE SAÚDE MENTAL E NUTRIÇÃO

2.1 Conceito de relação entre saúde mental e nutrição

As escolhas alimentares influenciam o nosso estado de espírito e, por sua vez, o nosso estado de espírito influencia as nossas escolhas alimentares e o nosso comportamento. Algumas pessoas não têm consciência de que estão a escolher alimentos que agravam a sua doença mental. Outras têm hábitos alimentares que as levam a ter desejos e a ganhar peso e/ou a ter carências de nutrientes. A relação entre a alimentação e a doença mental é circular.

A má qualidade da ingestão de alimentos pode resultar em deficiências ou excessos alimentares. Estas deficiências ou excessos podem causar ou aumentar doenças mentais como a depressão, as alterações de humor, o stress e a falta de concentração. Quando deprimidos, stressados ou cansados, muitos consumidores de cuidados de saúde mental não se esforçam ou não têm meios para comer bem. Esta má alimentação agrava o seu estado de saúde mental. Assim, sentem-se mal e continuam a promover a sua doença sem saberem que o estão a fazer. Certos alimentos ingeridos com doenças mentais podem aumentar ou reduzir o bem-estar dos indivíduos. O cérebro e o sistema nervoso são partes integrantes do nosso corpo físico e precisam de ser nutridos, tal como os outros órgãos.

Com um corpo e um cérebro saudáveis, podemos produzir as endorfinas e outros compostos bioquímicos necessários para nos sentirmos optimistas, felizes, equilibrados e concentrados. Estas substâncias químicas "que nos fazem sentir bem" não só nos equipam para nos tornarmos indivíduos altamente funcionais, capazes de lidar com o stress da vida quotidiana, como também ajudam aqueles que sofreram feridas e traumas psicológicos.

Ter uma doença mental pode fazer com que seja difícil comer bem. A falta de motivação, a perda de apetite, as refeições irregulares, o sentimento de isolamento, a insegurança financeira e o recurso à alimentação de conforto, às drogas ou ao álcool como estratégia de sobrevivência podem prejudicar uma nutrição adequada. As pessoas com doença mental e os seus prestadores de cuidados podem tentar algumas estratégias simples para otimizar a nutrição quando confrontados com estes desafios.

Muitas doenças, bem como doenças mentais, são o resultado de um equilíbrio incorreto de nutrientes essenciais no corpo. Ajustar a dieta, eliminar os alimentos de plástico e ingerir grandes doses de vitaminas essenciais, minerais, metais vestigiais, aminoácidos e gorduras polinsaturadas pode corrigir os desequilíbrios químicos da doença.

A prestação de cuidados nutricionais é utilizada principalmente no tratamento de perturbações psiquiátricas, mas o âmbito das perturbações tratáveis alargou-se a muitas condições, incluindo o stress, a esquizofrenia, o autismo, a hiperatividade, a artrite, as constipações, as alergias, os problemas digestivos, a ansiedade e a depressão. O tratamento centra-se em nutrientes adequados, e esta é a caraterística distintiva da medicina nutricional. Os suplementos de vitaminas e minerais não contêm medicamentos, apenas nutrientes.

A terapia nutricional pode tratar dores de cabeça, depressão, insónia e outras doenças. No entanto, analgésicos, antidepressivos ou terapia de choque elétrico e comprimidos para dormir são eficazes, mas nenhum deles é curativo.

A terapia nutricional cura os doentes através da correção dos desequilíbrios químicos do organismo. Estes tratamentos não têm efeitos secundários adversos ou a longo prazo. A descoberta de que os corantes artificiais, conservantes e aditivos alimentares podem causar alergias "cerebrais" em adultos e crianças, resultando em hiperatividade, resultou na utilização de dietas mais naturais.

Tanto os doentes normais como os doentes mentais podem ter alergia a um ou mais alimentos que a sociedade moderna serve constantemente. Alguns dos alimentos mais prováveis são o leite, os ovos, a carne de vaca, o trigo, os citrinos, etc. A ciência da nutrição ensina aos médicos e aos doentes a consciência das suas reacções ao ambiente e das suas necessidades individuais, especialmente no que diz respeito à sua alimentação.

As deficiências subclínicas de vitaminas e minerais produzem uma variedade de sinais e sintomas que podem imitar uma grande variedade de síndromas médicos e psiquiátricos que podem ser devidos a outras doenças, como infecções, deficiências imunitárias, etc. Os médicos confrontados com estas síndromes consideram-nas como manifestações dessas doenças. Quando os doentes não respondem ao tratamento, estes médicos têm tendência para os considerar psiquiátricos. Os médicos não pensam em qualquer ligação possível com problemas nutricionais.

2.2 Consumo nutricional em populações com problemas de saúde mental e intervenções sugeridas.

2.2.1 Perturbação depressiva

A depressão pode ocorrer apenas uma vez durante a vida, mas as pessoas têm normalmente vários episódios. Durante estes episódios, os sintomas ocorrem durante a maior parte do dia, quase todos os dias e podem incluir:

- Sentimentos de tristeza, choro, vazio ou desespero
- Explosões de raiva, irritabilidade ou frustração, mesmo por pequenas coisas
- Perda de interesse ou prazer na maioria ou em todas as actividades normais, como sexo, passatempos ou desporto

- Perturbações do sono, incluindo insónias ou dormir demasiado
- Cansaço e falta de energia, pelo que mesmo as pequenas tarefas exigem um esforço suplementar
- Redução do apetite e perda de peso ou aumento do desejo de comer e aumento de peso
- Ansiedade, agitação ou inquietação
- Lentidão do pensamento, da fala ou dos movimentos corporais
- Sentimentos de inutilidade ou culpa, fixação em fracassos passados ou auto-culpa
- Dificuldade em pensar, concentrar-se, tomar decisões e lembrar-se de coisas
- Pensamentos frequentes ou recorrentes de morte, pensamentos suicidas, tentativas de suicídio ou suicídio
- Problemas físicos inexplicáveis, como dores de costas ou dores de cabeça

2.2.2 Implicações nutricionais do doente deprimido:

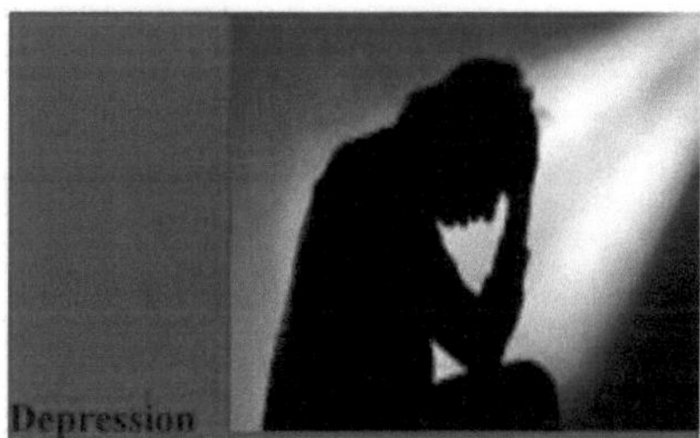

Implicações nutricionais:

S Comer demais, comer de menos,

S Sentir-se indigno de comer, falta de motivação ou níveis de energia fracos

S Falta de apetite grave

S Não tem vontade de fazer compras ou de preparar alimentos

J A falta de higiene dos géneros alimentícios apresenta riscos para a segurança alimentar

J Exacerba o estilo de vida sedentário associado ao subsequente aumento de peso

J Delírios somáticos de não poder comer ou de estar fisicamente demasiado doente para comer

J Preferências por alimentos líquidos e/ou de conveniência; requerem menos energia para preparar e comer

Intervenção nutricional

J Incentivar uma dieta bem equilibrada com suplementação de proteínas/calorias, se necessário.

J Estruturar a alimentação para manter o humor estável ao longo do dia

J Incentivar a socialização durante as refeições

J Excluir a doença celíaca; se confirmada, uma dieta sem glúten pode melhorar os sintomas

J A alimentação por sonda pode ser necessária para as pessoas que recusam alimentos A alimentação pode estimular o apetite.

J Tente petiscar regularmente ao longo do dia com alimentos ricos em energia e nutrientes, como queijo e bolachas, frutos secos e nozes ou restos do jantar.

J O exercício físico também pode ajudar a estimular o apetite.

J Tente incluir alguma atividade moderada, como caminhar, tão frequentemente quanto possível.

J Se não conseguir comer alimentos sólidos, experimente algumas bebidas nutritivas, como batidos ou sopas.

J A adição de leite em pó desnatado aumenta o teor de proteínas, de energia e de nutrientes.

J Se ficou muito abaixo do peso e tem dificuldade em comer, peça ao seu médico que o encaminhe para um nutricionista que lhe possa receitar suplementos alimentares de substituição adequados até recuperar o apetite

Falta de motivação

A falta de energia e de motivação é uma das barreiras mais difíceis para as pessoas com depressão e ansiedade comerem bem. Manter as coisas simples e pedir apoio pode ajudar.

' Elaborar um horário diário e programar as actividades relacionadas com a alimentação, como fazer compras, cozinhar e comer.

- Aprenda a preparar refeições muito simples. Um feijão cozido numa tosta integral, por exemplo, com tomate cereja e espinafres é uma refeição saudável que pode ser preparada em cinco a dez minutos.
- Se vive sozinho e não come refeições adequadas, considere a possibilidade de utilizar refeições congeladas ou entregues ao domicílio (por exemplo, Meals on Wheels ou de fornecedores comerciais). Estas são melhores do que não comer nada.
- Utilize as compras em linha e as compras entregues ao domicílio.
- Aproveite os momentos em que se sente bem para preparar refeições com antecedência (por

exemplo, se se sentir bem de manhã, faça o jantar nessa altura) ou cozinhe grandes quantidades de alimentos e congele-os

2.2.3 Ansiedade ou excesso de atividade e implicações nutricionais

A ansiedade é a reação do corpo a situações stressantes, perigosas ou desconhecidas. É a sensação de inquietação, angústia ou pavor que se sente antes de um acontecimento significativo. Sintomas gerais de toda a ansiedade:

- Pânico, medo e mal-estar
- Problemas de sono
- Não ser capaz de manter a calma e a tranquilidade
- Mãos ou pés frios, suados, dormentes ou com formigueiro
- Falta de ar
- Palpitações cardíacas
- Boca seca
- Náuseas
- Músculos tensos
- Tonturas

Implicações nutricionais:

Uma pessoa que sofre de um problema ou perturbação de ansiedade pode apresentar os seguintes problemas nutricionais que a levam a uma deficiência nutricional.

S Incapacidade de cozinhar devido a perturbações internas

S Não se consegue sentar num sítio para se alimentar, preferindo comer "em movimento"

S Gastar mais energia, provocando um desequilíbrio entre a entrada e a saída de energia

s Principalmente perder peso

Intervenção nutricional:

s Comer pequenas refeições frequentes

Limitar o consumo de cafeína

s Alguns indivíduos ansiosos podem exigir que seja dado um alimento de cada vez, com um utensílio de cada vez.

S Rastreio nutricional

S Utilizar suplementos nutricionais conforme necessário

2.2.4 Implicações nutricionais em indivíduos stressados

O stress é a reação do corpo a qualquer mudança que exija um ajustamento ou uma resposta. O corpo reage a estas mudanças com respostas físicas, mentais e emocionais. O stress é uma parte normal da vida. Muitos acontecimentos que ocorrem consigo e à sua volta, e muitas coisas que você mesmo faz, provocam stress no seu corpo. Pode sofrer de stress devido ao seu ambiente, ao seu corpo e aos seus pensamentos.

Implicações nutricionais:

Uma pessoa afetada pelo stress pode apresentar os seguintes problemas nutricionais.

- Não ingestão de alimentos de acordo com os hábitos habituais.
- Ingestão urgente de alimentos, o que leva a um episódio de engasgamento e a um aumento de peso inesperado.
- Esquecer/faltar às refeições
- Tomar substâncias psicoactivas como café e outras com a intenção de aliviar o sintoma Comer os tipos de alimentos errados
- Estar constantemente a picar os alimentos.

Intervenção nutricional

- A socialização e uma forte ligação com os membros da família e a discussão livre podem aliviá-la.
- Melhorar a variedade nutricional.
- Discutir com amigos e profissionais.
- Bom plano de dieta
- Aumentar os nutrientes que "reforçam o sistema imunitário", ou seja, privilegiar a fruta e os legumes.
- Contrabalançar psicologicamente o stress

2.2.5 Problemas nutricionais na perturbação de evitamento ou de isolamento social

As pessoas diagnosticadas com perturbação da personalidade evitante desejam ter relações com os outros, mas não têm as competências e a confiança necessárias para as interacções sociais. Para se protegerem de críticas ou ridicularizações antecipadas, afastam-se das outras pessoas. Este evitamento de interação tende a isolá-los de relações significativas e serve para reforçar o seu nervosismo e falta de jeito em situações sociais. O comportamento das pessoas com perturbação da personalidade evitante é caracterizado por retração social, desconfiança e distância emocional. Estas pessoas tendem a ser muito cautelosas quando falam e transmitem uma impressão geral de embaraço nos seus modos. A maioria é muito auto-consciente e autocrítica em relação aos seus problemas de relacionamento com os outros.

Implicações nutricionais:

O indivíduo com distúrbio de isolamento ou retração social apresenta os seguintes distúrbios nutricionais na sua vida:

Comer demais ou comer de menos devido ao isolamento da família ou dos amigos.

L Falta de escolhas e de variedade de alimentos.

A Evitar a hora das refeições, ter vergonha de comer com outras pessoas e não comprar comida.

L Falta de acesso a apoio sanitário, como aconselhamento e aconselhamento.

Intervenção nutricional

- Terapia cognitivo-comportamental
- Apoio da família e dos pares
- Suplementos nutricionais como micronutrientes para prevenir carências.
- Rastreio e acompanhamento nutricional

2.2.6 Problemas relacionados com a nutrição e intervenção em doentes catatónicos

A catatonia é uma perturbação do comportamento motor que pode ter uma causa psicológica ou neurológica. A sua forma mais conhecida envolve uma posição rígida e imóvel que é mantida por uma pessoa durante um período de tempo considerável - frequentemente dias, semanas ou mais. Pode também referir-se a uma atividade motora agitada e sem objetivo que não é estimulada por algo no ambiente. Uma forma menos extrema de catatonia envolve uma atividade motora muito mais lenta. Muitas vezes, a postura física de um indivíduo catatónico é invulgar e/ou inadequada, e o indivíduo pode manter uma postura se for colocado nela por outra pessoa.

O tipo catatónico de esquizofrenia é caracterizado por uma perturbação psicomotora grave. Os indivíduos com esta perturbação apresentam uma imobilidade extrema. Podem permanecer na mesma posição durante horas, dias, semanas ou mais. A posição que assumem pode ser invulgar e parecer desconfortável para o observador. Se outra pessoa mover parte do corpo do indivíduo catatónico, como um membro, ele pode manter a posição em que foi colocado, uma condição conhecida como "flexibilidade cerosa". Por vezes, a catatonia apresenta-se como uma atividade motora excessiva, mas a atividade parece não ter um objetivo e não parece estar de acordo com o que está a acontecer no ambiente. Nas suas formas mais graves, quer se trate de estupor ou de agitação, o indivíduo pode necessitar de vigilância apertada para não se magoar a si próprio ou a outros

Os indivíduos gravemente deprimidos podem apresentar perturbações do comportamento motor semelhantes às dos esquizofrénicos catatónicos, como descrito anteriormente. Podem estar essencialmente imóveis ou apresentar uma atividade motora excessiva, mas aparentemente aleatória. O negativismo extremo, o mutismo eletivo (escolha de não falar), os movimentos peculiares, a imitação de palavras ou frases (conhecida como "ecolalia") ou a imitação de movimentos (conhecida como "ecopraxia") também podem fazer parte do quadro.

Questões relacionadas com a nutrição em doentes catatónicos

- Não reagem a qualquer estímulo, incluindo alimentos
- Pode não conseguir comer e beber
- Alguns recusam todos os alimentos e bebidas devido ao seu sentimento

Intervenção nutricional

- Forte apoio familiar na oferta de uma variedade de alimentos para incentivar o interesse pela alimentação.
- Colocar alimentos ao lado da pessoa pode ajudar a fazê-la comer
- Rastreio nutricional nas unidades de saúde para identificar qualquer desequilíbrio de nutrientes.
- Colaboração do membro da família no plano de tratamento.
- Melhorar a compreensão do membro da família sobre como detetar e lidar com um indivíduo catatónico
- Pode ser necessária uma alimentação por sonda ou hidratação intravenosa para as pessoas que recusam todos os alimentos e bebidas

2.2.7 A demência e a sua dimensão nutricional

Implicações nutricionais:

- Esquecer-se da hora da refeição, mesmo que não tenha comido

- Aumento ou diminuição da ingestão de alimentos
- Alteração das escolhas alimentares
- Consumo de substâncias não comestíveis
- Perturbações nos processos e comportamentos alimentares

Intervenção nutricional

- Avaliar regularmente o estado nutricional, incluindo a capacidade de auto-alimentação
- Prestar assistência verbal e física durante as refeições, se necessário
- Fornecer uma dieta adequada; utilizar suplementos nutricionais orais, se necessário

2.2.8 Indivíduo com mania de perturbação do humor e sua associação nutricional

Implicações nutricionais

- Associado à não adesão ao tratamento
- O humor elevado ou irritável, a fala rápida e a hiperatividade aumentam a necessidade de energia.
- Alteração inesperada de peso
- A ingestão deficiente pode resultar de distractibilidade.

Intervenção nutricional

- O apetite e o peso melhoram frequentemente com a medicação e a estabilização dos sintomas
- Rastreio nutricional e identificação de eventuais anomalias.
- Melhorar a consciencialização dos membros da família sobre a natureza da doença.
- Incentivar e fornecer uma dieta equilibrada sob a forma de refeições pequenas e frequentes
- Suplemento proteico/calórico conforme necessário

2.2.9 Perda de memória ou défice cognitivo e associação com problemas nutricionais

Implicações nutricionais

Um indivíduo com problemas de memória ou cognitivos apresenta as seguintes anomalias nutricionais:

Esquecer-se de comer

S Alteração inesperada do peso devido ao esquecimento de uma refeição e a uma ingestão excessiva de alimentos

S Capacidade reduzida de reter novas informações

Intervenção nutricional

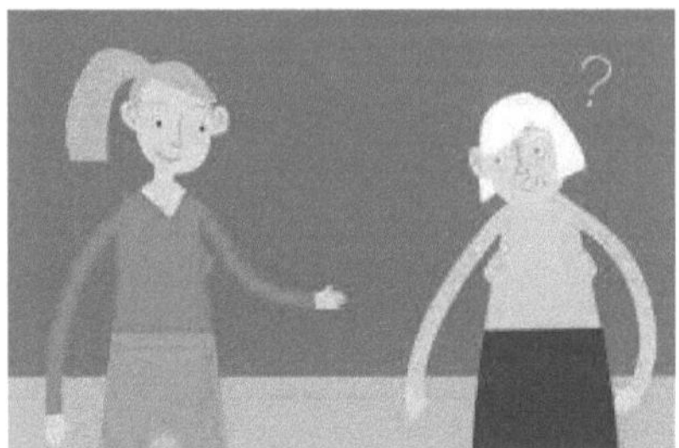

S Estratégias cognitivas adaptativas (por exemplo, adaptar o ambiente para fornecer lembretes sobre a preparação de refeições, horários das refeições)

Adaptar as intervenções terapêuticas para facilitar a recordação (por exemplo, repetir conceitos, recomendações escritas)

S Certos tipos de alimentos ricos em ómega 3 e 6, como as sementes de linho e as leguminosas, podem ajudar como estratégia complementar.

2.2.10 Perturbação obsessiva compulsiva e associação com problemas nutricionais

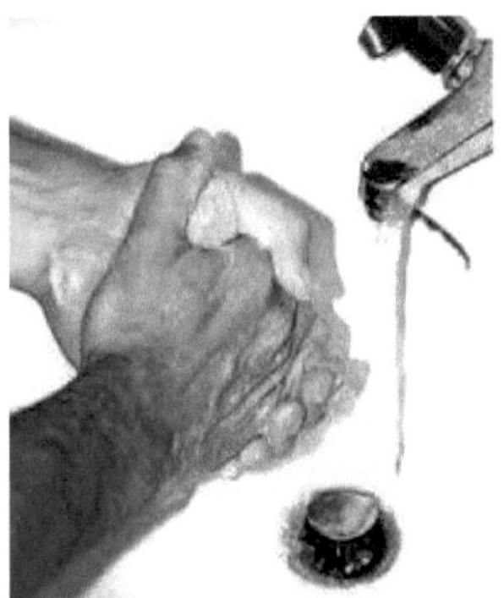

Perturbação obsessiva compulsiva

A perturbação obsessivo-compulsiva (POC) é uma perturbação de ansiedade caracterizada por pensamentos incontroláveis e indesejados e comportamentos repetitivos e ritualizados que se sente obrigado a realizar. Se sofre de TOC, provavelmente reconhece que os seus pensamentos obsessivos e comportamentos compulsivos são irracionais - mas, mesmo assim, sente-se incapaz de lhes resistir e de se libertar.

Os comportamentos compulsivos mais comuns no TOC incluem:

- Verificação dupla excessiva de coisas, como fechaduras, aparelhos e interruptores
- Verificar repetidamente os entes queridos para se certificar de que estão em segurança
- Contar, tocar, repetir certas palavras ou fazer outras coisas sem sentido para reduzir a ansiedade
- Passar muito tempo a lavar ou a limpar
- Ordenar ou dispor as coisas "exatamente assim"
- Rezar excessivamente ou envolver-se em rituais desencadeados por medo religioso
- Acumular "lixo", como jornais velhos ou recipientes de comida vazios

Os pensamentos obsessivos mais comuns na TOC incluem

Medo de ser contaminado por germes ou sujidade ou de contaminar os outros

Medo de perder o controlo e de se magoar a si próprio ou aos outros

Pensamentos e imagens intrusivos sexualmente explícitos ou violentos

Excesso de atenção às ideias religiosas ou morais

Medo de perder ou não ter coisas de que possa precisar

- Ordem e simetria: a ideia de que tudo deve estar alinhado "corretamente"
- Superstições; atenção excessiva a algo considerado afortunado ou azarado

Implicações nutricionais

- Pode evitar certos alimentos ou grupos de alimentos

Intervenção nutricional

Fazer uma dieta equilibrada sob a forma de refeições pequenas e frequentes

- Suplemento proteico/calórico conforme necessário
- Rastreio nutricional
- O trabalho terapêutico pode ajudar a alargar a dieta

2.2.11 Perturbação psicótica e nutrição

Perturbação psicótica

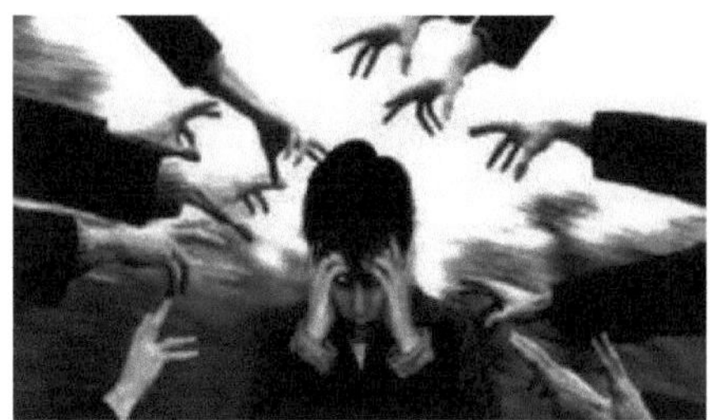

O termo psicose refere-se a uma síndrome não específica caracterizada por delírios (falsas crenças), alucinações (falsas percepções sensoriais não partilhadas por outros), perda de contacto com a realidade e comportamentos bizarros. Esta síndrome pode resultar de um vasto leque de condições, incluindo perturbações psiquiátricas primárias (esquizofrenia e perturbações relacionadas com a esquizofrenia), perturbações médicas (traumatismo físico, epilepsia do lobo temporal, demência, doenças neurológicas e endócrinas, anomalias metabólicas) e perturbações por abuso de substâncias (particularmente anfetaminas e alucinogénios).

Implicações nutricionais

S Delírios sobre a comida (por exemplo, a comida está envenenada) ou alucinações (por exemplo, a pessoa vê insectos na comida), provocando a recusa de comer

S Medo suspeito da comida, como se estivesse envenenada

S Perda de peso

s Deficiência de micronutrientes

Intervenção nutricional

Permitir que as crenças delirantes sejam mantidas na medida do possível até que a medicação se torne eficaz

Excluir possíveis causas reversíveis (por exemplo, desequilíbrios electrolíticos)

s Fornecer uma dieta equilibrada

Avaliação nutricional (rastreio)

© **Trabalho de sangueFinalidade**

Químicos ------------------ sanguíneos► Verificar a função renal, hepática e tiroideia

© Açúcar no sangue -Rastreio da diabetes e quando há aumento de peso

Hematologia► Hemograma completo (CBC)

Exame toxicológico^Rastreio __ do consumo ou abuso de substâncias

© Lípidos------Testes de colesterol; colesterol total, lipoproteínas de baixa e alta densidade, triglicéridos

2.2.12 Implicações do consumo de substâncias e da nutrição

Implicações nutricionais

S Redução da ingestão de alimentos

S As lesões dos órgãos alteram a utilização dos nutrientes

S O tabaco suprime o apetite e pode levar a que uma pessoa não coma o suficiente.

s Esgotam os nutrientes do organismo e perturbam os padrões alimentares regulares, exacerbando as flutuações de humor e pondo em causa a capacidade da pessoa para estabelecer hábitos alimentares saudáveis.

s As deficiências de tiamina e de outras vitaminas são comuns em consumidores abusivos de álcool e estas deficiências podem causar mau humor, irritabilidade e/ou comportamento agressivo.

s A cannabis, ou marijuana, pode estimular o apetite e, nalguns casos, levar a excessos alimentares; no entanto, o consumo de anfetaminas pode levar a que se passe dias sem comer.

Intervenção nutricional

Abordagens de redução de danos que ajudam a otimizar o estado nutricional

s Rastreio nutricional

s Rastreio de drogas e tomada de medidas eficazes

J Se for caso disso, intervenções nutricionais que promovam a recuperação

J Correção de eventuais deficiências, fornecimento de uma dieta adequada e

J Abordar quaisquer alterações que tenham de ser efectuadas na dieta devido a problemas orais, digestivos ou metabólicos

A terapia nutricional médica (TNM) e a educação nutricional visam os seguintes objectivos:

- Curar e nutrir o corpo danificado pelo abuso de álcool ou de substâncias
- Estabilizar o humor e reduzir o stress;
- Reduzir o desejo de consumir drogas e álcool;
- Abordar as condições médicas que são concomitantes ou que resultaram da toxicodependência; e incentivar os cuidados pessoais e um estilo de vida saudável.

2.2.13 Ataque de pânico

Um ataque de pânico é uma onda intensa de medo caracterizada pelo seu carácter inesperado e pela sua intensidade debilitante e imobilizadora.

ˡ Muitas vezes, atacam do nada, sem qualquer aviso.

ˡ Pode não haver uma razão clara para o ataque.

ˡ Podem mesmo ocorrer quando se está relaxado ou a dormir.

Como é que um indivíduo sofre um ataque de pânico?

J Sentir-se irreal ou desligado do que o rodeia

J Transpiração

J Náuseas ou perturbações do estômago

J Sentir-se tonto, com a cabeça leve ou desmaiar

J Medo de morrer, de perder o controlo ou de enlouquecer

J Intermitências quentes ou frias

J Sensações de dormência ou formigueiro

J Sentir-se irreal ou desligado do que o rodeia

Uma pessoa pode estar a sofrer de perturbação de pânico se

я Tem ataques de pânico frequentes e inesperados que não estão ligados a uma situação específica

я Preocupar-se muito com a possibilidade de ter outro ataque de pânico

я Está a comportar-se de forma diferente por causa dos ataques de pânico, por exemplo, evitando locais onde anteriormente entrou em pânico

Implicações nutricionais

J Pode utilizar os alimentos para acalmar a ansiedade, levando ao aumento de peso

J Podem isolar-se para evitar ataques de pânico, o que pode limitar a alimentação

J Pode utilizar medicamentos sedativos para aliviar os sintomas, que diminuem a motivação para comer e/ou promovem o sono/sonolência

Intervenção nutricional

J Opções de alimentos saudáveis com baixas calorias

J Evitar a cafeína, pois pode agravar a ansiedade

J Abordagens terapêuticas para diminuir a ansiedade

CAPÍTULO TRÊS

MEDICAÇÃO PSIQUIÁTRICA E NUTRIÇÃO

3.1 . Relação entre alimentação e medicação psiquiátrica

Os componentes alimentares e os suplementos nutricionais podem interferir com a absorção do medicamento, especialmente se o medicamento for tomado por via oral. Por conseguinte, podem afetar a distribuição do fármaco. Quando o fármaco deixa a circulação sistémica e se desloca para várias partes do corpo na corrente sanguínea, está frequentemente ligado às proteínas plasmáticas; apenas os fármacos não ligados podem sair do sangue e afetar os órgãos-alvo. A albumina sérica baixa pode aumentar a disponibilidade dos fármacos e potenciar os seus efeitos. Principalmente no fígado; o sistema enzimático do citocromo P-450 facilita o metabolismo dos fármacos; o metabolismo geralmente transforma compostos lipossolúveis em compostos hidrossolúveis que podem ser excretados. Os alimentos ou suplementos dietéticos que aumentam ou inibem estes sistemas enzimáticos podem alterar a taxa ou a extensão

Os medicamentos psiquiátricos têm como alvo os neurónios e os neurotransmissores no cérebro e no sistema nervoso central. Os neurotransmissores (por exemplo, a serotonina) são fabricados nos neurónios (células nervosas) para transportar mensagens de célula para célula, atravessando o espaço sináptico entre o axónio (terminal transmissor) de um neurónio e os dendritos (terminais receptores) do neurónio seguinte. A estrutura química de cada neurotransmissor é concebida para se adaptar ao seu recetor. Uma alteração na estrutura química de um neurotransmissor, ou um desequilíbrio em qualquer ponto deste processo complexo, pode afetar as emoções, o humor, os pensamentos e os comportamentos. Os medicamentos psiquiátricos ajudam a restabelecer o equilíbrio de muitos neurotransmissores importantes, incluindo a serotonina, a dopamina, a epinefrina, a norepinefrina (monoaminas), a acetilcolina, o ácido gama-aminobutírico (GABA) e o ácido glutâmico.

Os medicamentos mais comuns utilizados para tratar problemas de saúde mental incluem antipsicóticos, antidepressivos, estabilizadores do humor e agentes anti-ansiedade. Muitos destes fármacos têm efeitos secundários anticolinérgicos e extrapiramidais. Os efeitos anticolinérgicos são causados quando um medicamento interfere com o neurotransmissor acetilcolina. Os músculos e as glândulas podem ser afectados e levar a uma alteração da ingestão de alimentos, confusão, visão turva, obstipação e boca seca. Existe uma rede de vias nervosas no cérebro conhecida como sistema extra-piramidal. Este sistema influencia as mensagens enviadas do cérebro para os músculos. Alguns medicamentos podem perturbar este sistema, o que pode provocar movimentos involuntários, como tremores, ou problemas com o tónus muscular e com a realização dos movimentos desejados (por exemplo, movimentos lentos e rigidez, como acontece na doença de Parkinson).

Por conseguinte, a compreensão da relação entre a medicação psiquiátrica e a nutrição pode ajudar os doentes mentais individuais em relação aos seguintes aspectos:

J Os medicamentos atingem os efeitos pretendidos,

J Melhoria do cumprimento da medicação,

J Menor necessidade de medicação adicional ou de dosagens mais elevadas,

J São necessários menos suplementos calóricos ou de nutrientes ,

J Os efeitos secundários adversos são evitados,

J O estado nutricional ótimo é preservado ,

J Evitam-se acidentes e ferimentos,

J As complicações da doença são minimizadas,

J O custo dos serviços de saúde é reduzido e a responsabilidade profissional é menor

3.2 Medicação antipsicótica e nutrição

Droga psicotrópica: Substância que se destina a ter uma ação primária no sistema nervoso central, alterando a atividade do cérebro com o objetivo de modificar o pensamento, a emoção e o comportamento.

- As perturbações psicóticas resultam de uma **atividade dopaminérgica excessiva**.
- A hiperatividade dopaminérgica é possivelmente devida a:

Demasiada libertação de dopamina

Demasiados receptores de dopamina

Hipersensibilidade dos receptores dopaminérgicos à dopamina, ou uma combinação destes mecanismos?

- A libertação excessiva de dopamina em doentes com esquizofrenia tem sido associada à gravidade dos sintomas psicóticos positivos

1.1.1 Antipsicótico típico

Antipsicóticos A-Típicos (clássicos)

Antagonistas dos receptores *D* D2

R Reduzir os sintomas positivos da esquizofrenia

't Alucinações e delírios

C Pode aumentar os sintomas negativos

Tioridazina, Flufenazina, Trifluoperazina, Haloperidol, Clorpromazina e Pimozida.

Ação: Actuam principalmente através do bloqueio dos receptores D2 da dopamina e cada agente tem também efeitos distintos noutros receptores neuronais (5-HT2a, alfa-1, histamínicos e muscarínicos)

Efeito secundário relacionado com a nutrição:

Discinésia tardia, boca seca, obstipação, aumento de peso, dor abdominal, intoxicação por água, ulcerações na boca, Efeitos secundários extra-piramidais como distonia aguda, parkinsonismo ou Síndrome de Rabbit (movimento rítmico rápido dos lábios) podem afetar a alimentação e a deglutição

Intervenção nutricional

Rastreio nutricional:

J O exame inicial inclui antecedentes familiares de doenças cardiovasculares,

J Desregulação da glucose.

J Circunferência da cintura,

J Peso e índice de massa corporal; de três em três meses Consultar um nutricionista

1.1.2 Medicamentos antipsicóticos atípicos e nutrição

Antipsicóticos atípicos (**antagonistas** da serotonina-dopamina) - por exemplo

Risperidona, olanzapina, aripiprazol, ziprasidona e quitapina

L Menor afinidade para os receptores D2 e maior afinidade para os receptores 5- HT2A

H Têm menos ou pouca tendência para produzir EPS ou discinesia tardia

M Mais eficazes, têm impacto nos sintomas negativos

L Menor tendência para aumentar os níveis de prolactina

Ação:

Actuam sobre a dopamina, a serotonina e outros sistemas de neurotransmissores, mas têm menos afinidade para os receptores de dopamina do que os antipsicóticos típicos.

Efeitos secundários relacionados com a nutrição:

Aumento de peso, agranulocitose.

Intervenção relacionada com a nutrição

R Controlo regular do peso

S Consultas curtas para acompanhar a evolução dos pacientes

E Incentivar a dieta de frutas e legumes

@ Exercício físico.

3.3 Anticonvulsivante e nutrição

Fenitoína, carbamazepina, ácido valporoso sódico, fenobarbitona e lamotrigeno.

Ação: Anti-convulsivos; alguns têm efeitos estabilizadores do humor. Aumentam os processos inibitórios (principalmente mediados pelo GABA), diminuem os processos excitatórios (especialmente mediados pelo glutamato) e modulam a condutância da membrana.

Efeitos secundários relacionados com a nutrição: Náuseas, vómitos, diminuição do apetite, queimadura cardíaca, dor abdominal, aumento de peso

S Diminuição da absorção de cálcio, diminuição da vitamina D (inibidor da redutase do ácido dihidroxifólico)

S Anemia macrocítica, raquitismo, osteomalácia, delírio, depressão

S A obesidade pode aumentar o risco de hiper andogenismo nas mulheres

s Queixas gastrointestinais comuns

Intervenção relacionada com a nutrição

s Sugerir alimentos ricos em cálcio e vitamina D, como o leite.

Incentivar a comer legumes

s Limitar as bebidas alcoólicas

3.4 Medicamentos antiparkinsons e nutrição

s Amantadina

s Carbidopa/levodopa

J Trihexifenidilo

J Bromocriptina

Ação:

> Aumentar a atividade dopaminérgica ou

Diminuição da atividade da acetilcolina no sistema nervoso central **Efeitos secundários relacionados com a nutrição**

J Distonia aguda ou parkinsonismo podem.

J Afetar a deglutição ou provocar a síndrome de coelho (movimento rítmico rápido dos lábios)

J Anorexia, náuseas e vómitos

Intervenção relacionada com a nutrição:

- Recomenda-se limitar a cafeína a menos de 400 mg por dia

3.5 Estabilizadores do humor e nutrição

Carbonatos de lítio

Ação:

- O lítio limpa a fenda sináptica dos neurotransmissores, bem como limita a libertação das terminações nervosas.

Efeitos secundários relacionados com a alimentação:

- Perturbações gastrointestinais, sede, poliúria, boca seca, gosto metálico, edema, alterações de peso (aumento em 60%), hiperglicemia, aumento do cálcio, fósforo e magnésio no sangue/soro
- Aumento de peso (geralmente > 4 kg) devido ao aumento do apetite, retenção de líquidos, alteração do metabolismo dos hidratos de carbono e das gorduras.

Intervenção nutricional:

- A ingestão de cafeína não deve ser drasticamente alterada durante o tratamento com lítio
- O Topamax pode ser prescrito para contrariar o aumento do apetite de outros medicamentos

3.6 Antidepressivo

A maioria dos antidepressivos clássicos tem como alvo a nor-epineferina e a serotonina e, em menor grau, a dopamina.

Três principais mecanismos de ação antidepressiva

1. Inibição da recaptação
2. Bloqueio dos receptores

3. Inibição da degradação

3.6.1 Antidepressivo tricíclico (TCA)

Antidepressivos tricíclicos: acredita-se que aumentam os níveis de norepinefrina e/ou serotonina, aumentando assim a norepinefrina disponível para estimular os receptores de nor-epinefrina. Por último, estimulam a transmissão noradrenérgica/serotoninérgica através do bloqueio da recaptação destes neurotransmissores para os terminais nervosos pré-sinápticos. A eficácia clínica dos TCAs está associada à regulação negativa dos receptores β pós-sinápticos. Eis alguns deles:

ι Amitriptilina

-" Clomipramina

ι Imipramina

ι Imipramina

Ação:

·> Parecem bloquear a recaptação de nor-epinefrina e serotonina, e bloquear os receptores muscarínicos, de acetilcolina e de histamina.

Acredita-se que actua alterando os níveis de nor-epinefrina e serotonina.

Efeitos secundários relacionados com a alimentação

ι Boca seca, obstipação, hipertensão, náuseas, vómitos, anorexia, desconforto abdominal, diarreia, aumento do apetite,

Inibir a degradação dos neurotransmissores aminados produzidos endogenamente, bem como das aminas alimentares

i A interação com a tiramina presente no queijo e no biltong provoca uma crise hipertensiva.

ι Alterações de peso; aumento de peso em cerca de 30% com utilização crónica; ganho médio de 7 kg

i Gosto peculiar, "língua negra", glossite

Intervenção relacionada com a nutrição

Um elevado teor de fibras pode reduzir os efeitos adversos dos medicamentos;

i Ingerir alimentos ricos em fibras em simultâneo com a medicação

i Aumento da ingestão de alimentos ricos em riboflavina

Limitar a cafeína, pois pode aumentar a ansiedade

3.6.2 Antidepressivos selectivos da serotonina (SSRI)

Inibidores selectivos da recaptação da serotonina: são medicamentos que se pensa inibirem a recaptação da serotonina nas células nervosas do cérebro, aumentando assim a serotonina disponível para estimular os receptores da serotonina.

Aumento da serotonina nos neurónios cerebrais através do bloqueio da recaptação da serotonina, a longo prazo, o que provavelmente afecta o número e a distribuição dos receptores.

Fluoxetina, Sertralina e Paroxetina

Ação:

- Presume-se que actua alterando os níveis de serotonina disponíveis para estimular os receptores de serotonina.

Bloqueiam a reabsorção (recaptação) da serotonina, o que provoca uma regulação negativa dos receptores pós-sinápticos

Alguns SSRIs podem inibir a recaptação de epinefrina (por exemplo, fluoxetina, paroxetina) ou dopamina (por exemplo, sertralina)

Efeitos secundários relacionados com a alimentação:

- Efeito transitório: Náuseas, vómitos, diarreia, desconforto abdominal
- Boca seca, obstipação, suores, anorexia, dispepsia,

insónia

- Interage com medicamentos para a diabetes (hipoglicemiantes, insulina), triptofano
- Pode diminuir a absorção de leucina
- Aumento do colesterol LDL registado com a paroxetina e a sertralina.

Intervenção relacionada com a nutrição

- Reduzir a ingestão de cafeína - a cafeína pode aumentar a ansiedade
- A sertralina deve ser administrada com alimentos (aumenta o nível plasmático máximo).
- A toranja e produtos semelhantes durante o tratamento com sertralina podem aumentar o nível plasmático do medicamento.

3.7 Ansiolíticos / hipnóticos

A Efeitos ansiolíticos por reforço das actividades do recetor do ácido c- aminobutírico (GABA).

A estimulação do recetor GABA resulta no aumento do influxo de cloreto nos neurónios (incluindo os noradrenérgicos), o que leva à hiperpolarização e à diminuição da excitabilidade

D Diminuir a taxa de disparo dos neurónios noradrenérgicos

Exemplos: Bromazepam, Diazepam, Lorazepam, Clonazepam Alprazolam

Ação:

·> Pode servir como agente de bloqueio ao aumentar a concentração de

GABA, um neurotransmissor inibitório

Efeitos secundários relacionados com a nutrição

W⅛ Prisão de ventre, suores, náuseas, vómitos, diarreia, peso

alterações, edema

Intervenção relacionada com a nutrição

W⅛ Limitar a cafeína a menos de 400 mg por dia

W⅛ Aumentar a dieta proteica

'⅛⅛ O sumo de uva e de romã pode aumentar os efeitos dos medicamentos (incluindo os efeitos secundários).

3.8 Efeitos secundários comuns dos medicamentos psiquiátricos relacionados com a nutrição e possíveis recomendações

Boca seca

Recomendação

ˡ Incentivar a ingestão adequada de água ou de bebidas não calóricas.

ˡ Sugerir pastilhas elásticas sem açúcar.

ⁱ Incentivar os alimentos húmidos, como os frutos,

ⁱ Incentivar os alimentos ácidos, como a água de limão sem açúcar e os citrinos.

Não recomendado

ˡ Limitar o consumo diário de refrigerantes que contenham açúcar, uma vez que isso pode levar a um aumento de peso indesejado.

Não ignore este problema, uma vez que o não tratamento da boca seca pode levar o doente a consumir uma maior quantidade de alimentos e bebidas calóricas do que o necessário, conduzindo ao aumento de peso.

Aumento de peso

- Avaliar o efeito estimulante do apetite de qualquer novo medicamento no início do tratamento para limitar o peso ganhar.
- A olanzapina tende a provocar um aumento de peso no início do tratamento, com metade de todo o aumento de peso a ocorrer nas primeiras 6 semanas e a segunda metade a ocorrer entre as 6 semanas e os 6 meses de tratamento.
- Avaliar o consumo de bebidas.
- Avaliar a sensação de saciedade.
- Discutir o que é uma porção normal de comida.
- Incentivar o consumo de alimentos de baixo teor calórico, como frutas e legumes ricos em nutrientes.
- Incentivar o cliente a beber um grande copo de água antes das refeições para aumentar o efeito de saciedade da refeição.
- Aumentar a fibra na dieta para aumentar a saciedade.
- Fazer com que o cliente utilize técnicas de relaxamento para abrandar o consumo de alimentos durante as refeições.
- Envolver os membros da família que estão envolvidos no planeamento e preparação das refeições para participarem no desenvolvimento do plano de intervenção

Não recomendado

Não assumir que, se o cliente ganhou peso, a medicação tem de ser alterada.

- Primeiro, descubra o que o cliente está a comer e a beber e, em seguida, faça as modificações necessárias para conseguir estabilizar o peso.

Não assumir que o cliente se vai sentir cheio no final de uma refeição.

Muitas vezes a sensação de saciedade diminui.

- Evite a utilização de palavras negativas, como "Não coma carne ou bolo".
- É preferível realçar o que o cliente deve comer mais.
- Evitar a utilização do termo "dieta". O que estamos a falar é de uma "mudança de estilo de vida".
- Não estabeleça objectivos irrealistas para a perda de peso.

- O objetivo é atingir 10% e dividi-lo em pequenos objectivos mais significativos.

Prisão de ventre

Recomendado

- A obstipação pode ser causada por medicamentos
- terapia ou pode ser devido a fluidos inadequados
- Ou ingestão de alimentos.
- Se o cliente sofre de obstipação, tente aumentar a ingestão de líquidos, se tal for clinicamente adequado.
- Incentivar a ingestão de bebidas quentes.
- Alimentos ricos em fibras, como frutas e legumes crus (especialmente as peles), pão e cereais integrais e frutos secos são boas fontes de fibras.

Sempre que possível, o movimento ou o exercício ligeiro deve ser encorajado para induzir os movimentos intestinais.

- Devem ser realçados os benefícios positivos do exercício na gestão do stress.

Não recomendado

Desaconselhar a utilização de laxantes, exceto sob a supervisão de um profissional de saúde.

Insónias

Para quem tem sintomas de insónias, recomenda-se o seguinte

- Estabelecer um ciclo de sono e vigília.
- Manter-se ativo durante o dia.
- Estabelecer uma zona de sono tranquila.
- Evitar alimentos e líquidos que contenham cafeína durante 10 horas antes de dormir.

Em caso de insónias, o que não é recomendado

Não dormir a sesta.

- Se não conseguir dormir, não continue a tentar dormir mais de 30 minutos - levante-se, faça alguma coisa e tente novamente.

Lembre-se que 1 hora de descanso = ½ hora de sono

Náuseas

Para aliviar as náuseas, recomenda-se o seguinte

⅛⅛⅛ Isto pode ocorrer durante 2-3 dias após o início da medicação.

''⅛ Incentivar refeições pequenas e frequentes com alimentos leves.

⅛⅛ Contacte um profissional de saúde se a náusea persistir por mais de 3 dias.

⅛H Evitar aromas fortes.

''⅛ Evitar alimentos ricos em gordura.

Referência

1. Stanga Z, Zurfluh Y, Roselli A, 2003. Alimentação hospitalar: um inquérito sobre as percepções dos doentes.

2. Lambert T, Newcomer J, 2009. Serão as complicações cardiometabólicas da esquizofrenia ainda negligenciadas?

3. Gabinete de Saúde Mental, Drogas e Álcool, 2009. *Physical care within mental health services (Cuidados físicos nos serviços de saúde mental).* North Sydney.

4. Courtney, Vande weyer, 2005. Mudar a dieta, mudar a mente: como a alimentação afecta o bem-estar mental e o comportamento.

5. Scott D, Happell B, 2011. The high prevalence of poor physical health and unhealthy lifestyle behaviors in individuals with severe mental illness.

6. Nash M, 2011. Melhorar a saúde física dos utentes dos serviços de saúde mental através da monitorização da medicação: uma revisão da literatura.

7. Davison K, Ng E, Chandrasekera U, 2012. *Promover a saúde mental através de uma alimentação saudável e de cuidados nutricionais.* Toronto: Dietitians of Canada.

8. Faulkner G, Gorczynski P, Cohn T, 2009. Doença psiquiátrica e obesidade: reconhecer a natureza "obesogénica" de um ambiente psiquiátrico de internamento.

9. Fenton J, Eves A, Kipps M, 1995. Alterações às ementas e seus efeitos no conteúdo nutricional das ementas e no estado nutricional de idosos hospitalizados, doentes mentais.

10. Halton T, Hu F,2004. The effects of high protein diets on thermogenesis, satiety and weight loss: a critical review. *J Am Coll Nutr.*

11. Allison S. Hospital *Food as Treatment ,1999.* Maidenhead UK: BAPEN.

12. Roberts S, 2003. Glycemic index and satiety (Índice glicémico e saciedade). *Nutr Clin Care.*

13. Conselho Nacional de Saúde e Investigação Médica, 2006. *Nutrient Reference Values for Australia and New Zealand including Recommended Dietary Intakes (Valores de referência de nutrientes para a Austrália e a Nova Zelândia, incluindo as doses dietéticas recomendadas).* Camberra: Commonwealth Department of Health and Ageing.

14. Williams P, 1996. Retenção de vitaminas em serviços de cozinha/refrigeração e cozinha/manutenção a quente em hospitais. *J Am Diet Assoc.*

15. FAO/OMS, 1988. *Requisitos de vitamina A, ferro, folato e vitamina B12. Relatório de uma*

consulta conjunta de peritos. FAO Food and Nutrition Series No23. Roma: Organização das Nações Unidas para a Alimentação e a Agricultura.

16. Eby G, Eby K, 2006. Recuperação rápida da depressão maior com o tratamento com magnésio. *Med Hypotheses.*

17. Centro Nacional de Colaboração para a Saúde Mental. Schizophrenia - The NICE guideline on core interventions in the treatment and management of schizophrenia in adults in primary and secondary care (edição actualizada). Londres: The British Psychological Society e Royal College of Psychiatrists; 2010.

18. Centro Nacional de Colaboração para a Saúde Mental. Self-harm - The NICE guideline on longer-term management (Auto-agressão - Directrizes do NICE sobre tratamento a longo prazo). Londres: The British Psychological Society e Royal College of Psychiatrists; 2012.

19. Ougrin D, Tranah T, Leigh E, et al. Revisão do praticante: auto-mutilação em adolescentes. *J Child Psychol Psychiatry* 2012;53:337-350. Folhetos informativos - Disponíveis em ficheiro.

20. Peveler RC, Branford D, Citrome L, et al. Antipsychotics and hyperprolactinemia. Recomendações clínicas. *J Psychopharmacol* 2008;22:98-103.

21. Barton A, Beigg C, Macdonald I, 2000. Desperdício elevado de alimentos e baixa ingestão nutricional em pacientes hospitalizados. *Clin Nutr.*

22. Associação Americana de Dietética, 2009. Posição da Associação Dietética Americana: Vegetarian Diets. *J Am Diet Assoc.*

23. Ford G, 2009. Colocar a alimentação de volta nas mãos dos pacientes

24. Wakefield A, Williams H 2009. *Recomendações práticas aprovadas pelo DAA para o tratamento nutricional da Anorexia Nervosa.* Canberra.

25. Putnam D, Williams A, Weese D, 1990. The effect of inpatient psychiatric hospitalization on weight gain in children and adolescents (O efeito da hospitalização psiquiátrica em regime de internamento no aumento de peso em crianças e adolescentes). *Psychiatric Hosp.*

26. Lambert L, Chapman L, 2011. Parâmetro prático para a utilização de medicamentos antipsicóticos atípicos em crianças e adolescentes, América

27. "Gorduras e óleos na alimentação humana: Relatório de uma consulta conjunta de peritos".

28. Martinez J, Urbistondo M, Velasco J. Avaliação e implicações da ingestão alimentar de pacientes psico-geriátricos hospitalizados. *J Am Diet Assoc.* 1990

29. Chua L, 2007. Obesidade e síndrome metabólica num serviço de reabilitação psiquiátrica.

Aust NZ J Psychiatry.

30. Adams D, Plain J, 2010. Clozapina e saúde cardio-metabólica na esquizofrenia crónica: correlações e consequências num contexto clínico. *Psiquiatria da Austrália.*

31. Samhsa Advisory, 2013. Cuidados com a Diabetes para Clientes em Tratamento de Saúde Comportamental.

32. Hennekens C, 2007. Aumento do peso global das doenças cardiovasculares na população em geral e nos doentes com esquizofrenia. *J Clin Psychiatr.*

33. Silic A, 2010. Gestão da saúde física em contextos psiquiátricos. *Eur Psychiatry, 2010.*

34. Bukatman R, 1986. A prevalência de distúrbios da deglutição em dois hospitais universitários, *Dysphagia.*

35. Mullen P, Palmer S, 2003. Mortes por asfixia: o papel dos medicamentos antipsicóticos. *Br J Psychiatr.*

36. Giaccotto L, 1997. Incidentes de asfixia em doentes psiquiátricos: análise retrospetiva de trinta e um casos das enfermarias psiquiátricas de Bolonha Ocidental. *Can J Psychiatr.*

37. Giles D, Puzas J, 2009. Rastreio na meia-idade e prevenção da osteoporose em doentes psiquiátricos internados. *Biol Psychiatry.*

38. Holt R, 2010. Osteoporose em pessoas com doença mental grave: uma condição esquecida. *Maturitas.*

39. Departamento de Saúde Mental, Drogas e Álcool, 2011. Polydipsia - Management of psychogenic and water intoxication - mental health/drug & alcohol (Polidipsia - Gestão da intoxicação psicogénica e hídrica - saúde mental/droga e álcool). Sydney: NSW Health Northern Sydney Local Health Network.

40. Quek L, Pais J, 2011. Doença dentária avançada em pessoas com doença mental grave: revisão sistemática e meta-análise. *Br J Psychiatr.* 2011

41. Parâmetros de utilização de medicação psicotrópica em crianças de acolhimento [Atualização]. Departamento de Família e

Serviços de Proteção e a Faculdade de Farmácia da Universidade do Texas em Austin

42. Roessner V, Plessen KJ, Rothnberger A, et al. Directrizes clínicas europeias para a síndrome de Tourette e outros transtornos de tique. Parte II: tratamento farmacológico. *Eur Child Adolesc Psychiatry* 2011;20:173-196.

43. Rosen DS e o Comité da Adolescência; Academia Americana de Pediatria. Identificação e

gestão de distúrbios alimentares em crianças e adolescentes. *Pediatr* 2010;126:1240-1253.

44. Seida JC, Schouten JR, Mousavi SS, et al. First- and second- generation antipsychotics for children and young adults, comparative effectiveness review No. 39, preparado pelo Centro de Prática Baseada em Evidências da Universidade de Alberta ao abrigo do Contrato n.º 290-2007-10021 para a Agência de Investigação e Qualidade dos Cuidados de Saúde, fevereiro de 2012. Disponível em: www.effectivehealthcare.ahrq.gov/pedantipsych.cfm. Acedido em 17 de outubro de 2012.

45. Shain BN e Comité da Adolescência; Academia Americana de Pediatria. Papel colaborativo do pediatra no diagnóstico e tratamento do transtorno bipolar em adolescentes. *Pediatr* 2012;130:e1725-e1742.

46. Simpson GM, Angus JW. Uma escala de classificação para efeitos secundários extrapiramidais. *Ata Psychiatr Scand Suppl* 1970;212:11-19.

47. Uthman OA, Abdulmalik J. Comparative efficacy and acceptability of pharmacotherapeutic agents for anxiety disorders in children and adolescents: a mixed treatment

meta-análise comparativa.

Cur Med Res Opin 2010;26:53-59

48. Grupo de Trabalho dos Serviços Preventivos dos EUA. Screening and Treatment for Major Depressive Disorder in Children and Adolescents (Rastreio e tratamento da perturbação depressiva grave em crianças e adolescentes): US Preventive Services Task Force Recommendation Statement (Declaração de Recomendação da Força-Tarefa de Serviços Preventivos dos EUA). *Pediatr* 2009;123;1223-1228.

49. Verdellen C, van de Griendt J, Hartmann A, Murphy T. O Grupo de Directrizes da ESSTS. Directrizes clínicas europeias para a síndrome de Tourette e outros transtornos de tiques. Parte III: intervenções comportamentais e psicossociais. *Eur Child Adolesc Psychiatry* 2011;20:197-207.

50. Williams K, Wheeler DM, Silove N, Hazell P. Inibidores selectivos da recaptação da serotonina (SSRIs) para as perturbações do espetro do autismo (ASD). *Base de dados Cochrane de Revisões Sistemáticas* 2010, Edição 8. Art. No.: CD004677. DOI: 10.1002/14651858.CD004677.pub2.

51. Jayne R. Combater o stress com uma dieta nutricional equilibrada Trazido até si pela Stress Management Society e pela Bodychef.

52. J Steven.A,2007, Vitamins, Minerals, and Mood

53. Somer.E Food and mood, 1999: The complete guide to eating well and feeling your better,

Nova Iorque.

54. Comissão Nacional de Saúde Mental, 2012. Uma *Vida que Contribui, o Boletim Nacional de 2012 sobre Saúde Mental e Prevenção do Suicídio*. Sydney: NHM

55. George K John, 2014. Interacções Medicamentos-Alimentos/Nutrientes, Professor Sénior em Prática Farmacêutica Escola de Ciências Biomédicas Charles Sturt University Wagga Wagga, Austrália.

56. Cynthia B, 2006. Apresentação na Conferência dos Novos Bolseiros do Departamento do Trabalho dos EUA Progresso da Reintegração dos Veteranos Sem-Abrigo.

57. Benton, David. "The Influence of Children's Diet on Their Cognition and Behavior" (A influência da dieta das crianças na sua cognição e comportamento). *European Journal of Nutrition* 47.3 (2008): 25-37. *Ebsco*.

58. Berg J, Tagliaferri F, Servadei F. Custo do traumatismo na Europa. *European Journal of Neurology,* 2005, 12(Suppl. 1):85-90. Cooper PR, Golfi nos J, eds. *Head injury*, 4th ed., New York, McGraw Hill, 2000. Nova Iorque, McGraw Hill, 2000.

Ingebrigtsen T, Romner B, Kock-Jensen C. Scandinavian guidelines for initial management of minimal, mild, and moderate head injuries. O Comité Escandinavo de Neurotrauma. *Journal of Trauma*, 2000,48:760-766.

Tagliaferri F et al. A systematic review of brain injury epidemiology in Europe (Revisão sistemática da epidemiologia das lesões cerebrais na Europa). *Ata Neurochirugica*, 2006, 148:255-268.

59. Turner-Stokes L et al. Multi-disciplinary rehabilitation for acquired brain injury in adults of working age (Reabilitação multidisciplinar para lesões cerebrais adquiridas em adultos em idade ativa). *Base de dados Cochrane de Revisões Sistemáticas*, 2005, 3:CD004170.

60. *Guidelines for prehospital management of traumatic brain injuries (Directrizes para a gestão pré-hospitalar de lesões cerebrais traumáticas)*. Nova Iorque, Brain Trauma Foundation,

2000 (http://www2.braintrauma.org/guidelines/index.php).

61. *Management and prognosis of severe traumatic brain injuries (Gestão e prognóstico de lesões cerebrais traumáticas graves)*. Nova Iorque, Brain Trauma Foundation, 2000 (http://www2.braintrauma.org/guidelines/index.php).

62. "Nutrição do cérebro do bebé". *Tudo sobre bebés*. Web. 02 Ago. 2011. <http://babytipz.com/babys-brain/brain-nutrition-for- baby>.

63. "Como é que a nutrição afecta o cérebro em desenvolvimento?" *ZERO TO THREE:*

Homepage. Web. 01 Ago. 2011.

<http://www.zerotothree.org>...

64. "O Cérebro Humano - Gorduras". *Instituto Franklin*. Web. 02 ago. 2011. <http://www.fi.edu/learn/brain/fats.html>.

65. Leyse-Wallace, R. (2013). *Nutrição e saúde mental*. CRC Press.

66. Bodnar, L. M., & Wisner, K. L. (2005). Nutrition and depression: implications for improving mental health among childbearing-aged women (Nutrição e depressão: implicações para melhorar a saúde mental das mulheres em idade fértil). *Biological psychiatry*, *58*(9), 679-685.

67. Witte V. Effects of Dietary Interventions on the Brain in Mild Cognitive Impairment (MCI) (Efeitos das intervenções dietéticas no cérebro no défice cognitivo ligeiro). 2013

68. Horie N. Caloric Restriction in Obese Patients With Mild Cognitive Impairment: Effects on Adiposity, Comorbidity and Cognition (Efeitos na Adiposidade, Comorbilidade e Cognição). 2013

69. Feart C, Samieri C, Alles B, Barberger-Gateau P. Potenciais benefícios da adesão à dieta mediterrânica na saúde cognitiva. Proc Nutr Soc. 2013; 72: 140-152. [PubMed: 23228285]

70. Davis, J. M. (2008). Nutrição, neurotransmissores e fadiga do sistema nervoso central. *Nutrição no desporto*, 171.

71. Mollie van Zy, 2011. Os efeitos dos medicamentos na nutrição. *S Afr J Clin Nutr 2011;24(3): S38-S41*

72. Rosales, Francisco J., Steven J. Reznick e Steven H.

Zeisel. "Understanding the Role of Nutrition in the Brain and Behavioral Development of Toddlers and Preschool Children: Identifying and Addressing Methodological Barriers".

73. Nutritional Neuroscience 12.5 (2009): 190-202. Ebsco. Taylor e Francis. Web. 2 Ago. 2011.

74. Rubin, Jacqueline. Naturally Healthy First Foods for Baby: the Best Nutrition for the First Year and beyond [Primeiros alimentos naturalmente saudáveis para o bebé: a melhor nutrição para o primeiro ano e mais além]. Naperville, IL: Source, 2008.

75. Knut Schmidt Nielsen, *Animal Physiology - Adaptation and environment*, 4th edition, Cambridge University Press, U.K

76. Richard.W.Hill . *Animal Physiology*, 2nd edition, Harper Collin's Publishers, New York.

77. Utilização de medicina complementar e alternativa em doentes psiquiátricos internados. G Elkins et al. Psychol Rep.2005;96(1):163-166.

78. Grupo de trabalho do Guia de Prática Clínica para as Perturbações Alimentares. Guia de Prática Clínica para as Perturbações Alimentares. Madrid: Plano de Qualidade do Sistema Nacional de Saúde do Ministério da Saúde e do Consumo. Agência Catalã de Tecnologias da Saúde

79. Avaliação e Investigação; 2009. Directrizes de Prática Clínica no SNS: Número CAHTA 2006/05-01.

80. Zuckerbrot RA, Cheung AH, Jensen, et al. Directrizes para a depressão dos adolescentes nos cuidados primários (GLAD-PC): I. Identificação, avaliação e tratamento inicial. *Pediatr* 2007;120:e1299-e1312.

81. Zudas A, Zanni R, Usala T. Antipsicóticos de segunda geração (SGAs) para perturbações não psicóticas em crianças e adolescentes: uma revisão dos estudos controlados e aleatorizados. *Eur Neuropsychopharmacol* 2011;21:600-620.

82. The Complete Self-Care Guide to Holistic Medicine: Tratando as nossas doenças mais comuns. R Ivker, DO, R Anderson, MD, L Trivieri. Penguin Putnam. 1999.

83. Gestão Integrativa da PHDA: O que as evidências sugerem. Psychiatric Times. J Lake MD. julho de 2010, p 8-11.

84. http://www.sciencedaily.com/releases/2011/12/111205165907 .htm

85. http://www.columbia.edu/cu/psychology/courses/1010/mange ls/neuro/transmission/transmission.html

86. http://www.chemistryexplained.com/NeNu/Neurotransmitters .html#b

87. The Role of Nutrition Care for Mental Health Conditions Dietetics of Canada, 2012.

88. Como utilizar Ervas, Nutrientes e Yoga nos Cuidados de Saúde Mental. R Brown, P Gerbarg, P Muskin. Norton Publishing, 2009.

89. Livre de Depressão, Naturalmente: 7 weeks to Eliminating anxiety, despair, fatigueand anger from your life (7 semanas para eliminar a ansiedade, o desespero, a fadiga e a raiva da sua vida). Joan Larson, PH.D. Random House Publishing, 1999.

90. Jan-Magnus .k, Ole G, Jon Florholmen e B. Jacobsen 2011. O risco de desnutrição está associado a sintomas de saúde mental em homens e mulheres idosos que vivem na comunidade.

91. AV, Fobker M, Gellner R, Knecht S, Floel A. Caloric restriction improves memory in elderly humans. Proc Natl Acad Sci U S A. 2009; 106:1255-1260. [PubMed: 19171901

92. Luchsinger JA, Tang MX, Shea S, Mayeux R. Caloric intake and the risk of Alzheimer disease (Ingestão calórica e risco de doença de Alzheimer). Arch Neurol. 2002;

59:1258-1263. [PubMed: 12164721]

93. Willcox BJ, Willcox DC, Todoriki H, Fujiyoshi A, Yano K, He Q, Curb JD, Suzuki M. Caloric restriction, the traditional Okinawan diet, and healthy aging: the diet of the world's longest-lived people and its potential impact on morbidity and life span. Ann N Y Acad Sci. 2007; 1114:434- 455.

[PubMed: 17986602]

94. Martin CK, Anton SD, Han H, York-Crowe E, Redman LM, Ravussin E, Williamson DA. Exame da função cognitiva durante seis meses de restrição calórica: resultados de um ensaio aleatório controlado. Rejuvenation Res. 2007; 10:179190. [PubMed: 17518698]

95. Bryan J, Tiggemann M. The effect of weight-loss diet on cognitive performance and psychological well-being in overweight women (O efeito da dieta para perda de peso no desempenho cognitivo e no bem-estar psicológico de mulheres com excesso de peso). Appetite. 2001; 36:147-156. [PubMed: 11237350]

96. Halyburton AK, Brinkworth GD, Wilson CJ, Noakes M, Buckley JD, Keogh JB, Clifton PM.

As dietas de emagrecimento com baixo e alto teor de hidratos de carbono têm efeitos semelhantes no humor, mas não no desempenho cognitivo. Am J Clin Nutr. 2007; 86:580-587. [PubMed: 17823420

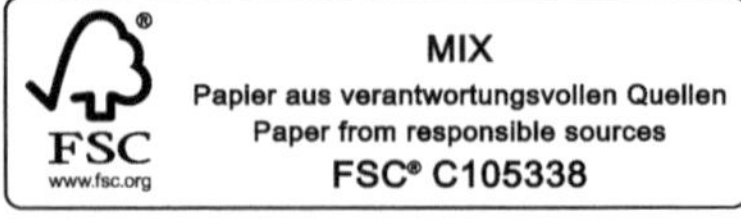

Printed by Books on Demand GmbH, Norderstedt / Germany